U0203494

藏書

珍藏版

中醫四大名著

于立文 主編

捌

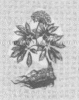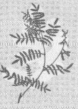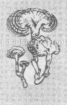

遼海出版社

目　　录

秋　燥 ……………………………………………… （31）

卷三·下焦篇

风温　温热　温疫　温毒　冬温 ……………………… （33）

暑温　伏暑 …………………………………………… （77）

寒　湿 ………………………………………………… （86）

湿　温 ………………………………………………… （115）

秋　燥 ………………………………………………… （152）

卷四·杂说

汗　论 ………………………………………………… （157）

方中行先生或问六气论 ……………………………… （159）

伤寒注论 ……………………………………………… （161）

风　论 ………………………………………………… （166）

医书亦有经子史集论 ………………………………… （170）

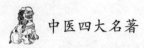
本论起银翘散论 …………………………………（171）

本论粗具规模论 …………………………………（172）

寒疫论 ……………………………………………（174）

伪病名论 …………………………………………（175）

温病起手太阴论 …………………………………（178）

燥气论 ……………………………………………（180）

外感总数论 ………………………………………（182）

治病法论 …………………………………………（183）

吴又可温病禁黄连论 ……………………………（184）

风温、温热气复论 ………………………………（185）

治血论 ……………………………………………（187）

九窍论 ……………………………………………（188）

形体论 ……………………………………………（192）

卷五·解产难

解产难题词 ………………………………………（194）

产后总论 …………………………………………（195）

产后三大证论一 …………………………………（196）

产后三大证论二 …………………………………（197）

产后三大证论三 …………………………………（198）

产后瘀血论 ………………………………………（200）

产后宜补宜泻论 …………………………………（204）

产后六气为病论 …………………………………… （207）

产后不可用白芍辨 ………………………………… （208）

产后误用归芎亦能致瘛论 ………………………… （209）

产后当究奇经论 …………………………………… （210）

下死胎不可拘执论 ………………………………… （211）

催生不可拘执论 …………………………………… （212）

产后当补心气论 …………………………………… （213）

产后虚寒虚热分别论治论 ………………………… （214）

保胎论一 …………………………………………… （215）

保胎论二 …………………………………………… （215）

卷六·解儿难

解儿难题词 ………………………………………… （221）

儿科总论 …………………………………………… （225）

俗传儿科为纯阳辨 ………………………………… （226）

儿科用药论 ………………………………………… （227）

儿科风药禁 ………………………………………… （230）

痉因质疑 …………………………………………… （230）

湿痉或问 …………………………………………… （233）

痉有寒热虚实四大纲论 …………………………… （235）

小儿痉病瘛病共有九大纲论 ……………………… （236）

　　寒　痉 ………………………………………… （236）

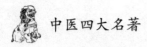

　　　暑　痉 ………………………………………（238）

　　　湿　痉 ………………………………………（240）

　　　燥　痉 ………………………………………（242）

　　　内伤饮食痉（俗所谓慢脾风者是也） ………（243）

　　　客忤痉（俗称谓惊吓是也） …………………（244）

　　　本脏自病痉（此证则瘛病也） ………………（246）

小儿易痉总论 …………………………………………（248）

痉病瘛病总论 …………………………………………（249）

六气当汗不当汗论 ……………………………………（252）

疳疾论 …………………………………………………（255）

痘证总论 ………………………………………………（259）

痘证禁表药论 …………………………………………（261）

痘证初起用药论 ………………………………………（263）

治痘明家论 ……………………………………………（264）

痘证限期论 ……………………………………………（269）

行浆务令满足论 ………………………………………（270）

疹　论 …………………………………………………（273）

泻白散不可妄用论 ……………………………………（274）

万物各有偏胜论 ………………………………………（278）

草木各得一太极论 ……………………………………（281）

七六、背寒，胸中痞结，疟来日晏，邪渐入阴，草果知母汤主之。

此素积烦劳，未病先虚，故伏邪不肯解散，正阳馁弱，邪热固结。是以草果温太阴独胜之寒，知母泻阳明独胜之热，厚朴佐草果泻中焦之湿蕴，合姜、半而开痞结，花粉佐知母而生津退热；脾胃兼病，最畏木克，乌梅、黄芩清热而和肝；疟来日晏，邪欲入阴，其所以升之使出者，全赖草果（俗以乌梅、五味等酸敛，是知其一，莫知其它也。酸味秉厥阴之气，居五味之首，与辛味合用，开发阳气最速，观小青龙汤自知）。

草果知母汤方（苦辛寒兼酸法）

草果（一钱五分）知母（二钱）半夏（三钱）厚朴（二钱）黄芩（一钱五分）乌梅（一钱五分）花粉（一钱五分）姜汁（五匙，冲）

水五杯，煮取二杯，分二次温服。

按此方即吴又可之达原饮去槟榔，加半夏、乌梅、姜汁。治中焦热结阳陷之证，最为合拍；吴氏乃以治不兼湿邪之温疫初起，其谬甚矣。

再按前贤制方，与集书者选方，不过示学者知法度，为学者立模范而已，未能预测后来之病证，其变幻若何？其兼证若何？其年岁又若何？所谓大匠诲人，能与人规矩，不能使人巧；至于奇巧绝伦之处，不能传，亦不可传，可遇而不可求，叶暂而不可常者也。学者当心领神会，先务识其所以然之故，而后增减古方之药品分量，宜重宜轻，宜多宜寡，自有准的，所谓神而明之，存乎其人！

【解读】　七十六、疟疾患者，症观背部发冷，胸中痞胀闭塞，寒热的发作逐渐推迟，这是疟邪已经逐步向阴分深入所致，可用草果知母汤治疗。

这是因为患者长期劳累，未患疟疾前正气已虚，所以得病后病邪深伏而不易祛除。由于机体阳气虚弱，邪热固结难解，所以用草果温燥困阻于太阴脾的寒湿，知母清泻阳明亢盛的邪热，厚朴佐草果燥化中焦的寒湿，配合姜汁、半夏开通痞结，天花粉佐知母生津养液以退热。脾胃同病时，最怕肝木来克伐，所以用乌梅和黄芩清热而和肝。寒热发作时间逐渐推迟，说明病邪将要进入阴分，要使病邪能够升提而出，全靠草果的作用。（一般人认为乌梅、五味子等是酸敛的药物，这是只知其一，而不知有其他的作用。因为酸味是秉受了厥阴之气，为五味之首，如果与辛味药合用，最能开发阳气，看一下小青龙汤中五味子的作用就能明白）。

草果知母汤方（苦辛寒兼酸法）

草果4.5克 知母6克 半夏9克 厚朴6克 黄芩4.5克 乌梅4.5克 天花粉4.5克 姜汁（5匙，冲）

用上述药此加水8升，煮取3升，一天分3次温服。

七七、疟伤胃阳，气逆不降，热劫胃液，不饥不饱，不食不便，渴不欲饮，味变酸浊，加减人参泻心汤主之。

此虽阳气受伤，阴汁被劫，恰偏于阳伤为多。故救阳立胃基之药四，存阴泻邪热之药二，喻氏所谓变胃而不受胃变之法也。

加减人参泻心汤（苦辛温复咸寒法）

人参（二钱）黄连（一钱五分）枳实（一钱）干姜

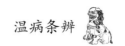

（一钱五分）生姜（二钱）牡蛎（二钱）

水五杯，煮取二杯，分二次温服。

按大辛大温，与大苦大寒合方，乃厥阴经之定例。盖别脏之与腑，皆分而为二，或上下，或左右，不过经络贯通，臆膜相连耳；惟肝之与胆，合而为一，胆即居于肝之内，肝动则胆亦动，胆动而肝即随。肝宜温，胆宜凉，仲景乌梅圆、泻心汤，立万世法程矣；于小柴胡，先露其端。此证疟邪扰胃，致令胃气上逆，而亦用此辛温寒苦合法者何？盖胃之为腑，体阳而用阴，本系下降，无上升之理，其呕吐哕痞，有时上逆，升者胃气，所以使胃气上升者，非胃气也，肝与胆也。故古人以呕为肝病，今人则以为胃病已耳。

【解读】　七十七、疟邪损伤胃阳，以致胃气上迎而不得通降，加上邪热又耗伤胃液，出现不知饥饱、不想进食，没有大便，口渴而不想饮水，口中有发酸浊腻的感觉等症状，可用加减人参泻心汤治疗。

本条所述的两证有阳气受伤，也有阴液耗损，但是侧重于阳气受伤为主，所以方中救胃阳以固胃的根基用了四味药，保存胃阴和消邪热用了二味药。这就是喻嘉言所说的治疗胃的病变不一定用治胃的方法，而是通过治肝胆以降胃气上逆。

加减人参泻心汤（苦辛温复咸寒法）

人参6克黄连4.5克枳实3克干姜4.5克生姜6克牡蛎6克

上述药品用水5杯，煎煮成2杯药，一天分2次温服。

按：用大辛大热与大苦大寒的药物配合组方，是治疗厥阴病的规律。因为其他的脏和与之相合的腑都分为2处，有的一上一下，有的一左一右，都是通过经络相互贯通或筋膜相互联系，只有肝与胆是合在一起的，胆被包在肝内，所以肝胆的病变更容易相互影响。肝适宜温而胆适宜凉，所以张仲景创制的乌梅丸、泻心汤都是寒热药并用，成为万世不变的规则，这一点从小柴胡汤的组成就能看出其思路。本病证是疟邪干扰于胃，导致胃气上逆，为什么也用辛温与苦寒相合的治法呢？这是因为胃作为六腑之一，实质属阳而功用属阴，应该以下降为顺，没有上升的道理。如果胃气上逆就会出现呕吐、呃逆、胃脘痞塞等症状。而且，虽然上升的是胃气，但引起胃气上升的却是肝胆。因此古代医家把呕吐作为肝病，而现在的医生却认为是胃病。

七八、疟伤胃阴，不饥不饱，不便，潮热，得食则烦热愈加，津液不复者，麦冬麻仁汤主之。

暑湿伤气，疟邪伤阴，故见证如是。此条与上条不饥不饱不便相同。上条以气逆味酸不食辨阳伤，此条以潮热得食则烦热愈加定阴伤也。阴伤既定，复胃阴者莫若甘寒，复酸味者，酸甘化阴也。两条胃病，皆有不便者何？九窍不和，皆属胃病也。

麦冬麻仁汤方（酸甘化阴法）

麦冬（连心，五钱）火麻仁（四钱）生白芍（四钱）何首乌（三钱）乌梅肉（二钱）知母（二钱）

水八杯，煮取三杯，分三次温服。

【解读】　七十八、疟邪损伤胃阴，出现不知饥饱，不解大便，下午潮热，进食则更加剧心烦发热等症状，这是属于津液未能恢复的病证，可用麦冬麻仁汤治疗。

暑湿损伤胃气，疟邪损伤胃阴，所以会出现上述表现。本条所出现的不饥不饱，不解大便等症状和上一条相同，但上条从口中酸腐感和不思饮食辨为胃阳受伤，本条从潮热，进食则烦热加重辨为胃阴损伤。既然是阴伤，那么补胃阴的最好方法莫过于甘寒养阴，之所以加上酸味药，是因为酸味药配合甘味药更能加强养阴的作用，也就是所谓的"酸甘化阴"的治法。上条和这一天条均是论述疟邪伤胃的病证，都有大便不通的表现，这是为什么呢？因为九窍不调和都与胃的病变有关，所以胃病易致便秘就是这样来的。

麦冬麻仁汤方（酸甘化阴法）

麦冬（连心）15 克火麻仁 12 克生白芍 12 克何首乌 9 克乌梅肉 6 克知母 6 克

以上药品加水 8 杯，煎煮成 3 杯，一天分三次温服。

七九、太阴脾疟，寒起四末，不渴多呕，热聚心胸，黄连白芍汤主之；烦躁甚者，可另服牛黄丸一丸。

脾主四肢，寒起四末而不渴，故知其为脾疟也。热聚心胸而多呕，中土病而肝木来乘，故方以两和肝胃为主。此偏于热甚，故清热之品重，而以芍药收脾阴也。

黄连白芍汤方（苦辛寒法）

黄连（二钱）黄芩（二钱）半夏（三钱）枳实（一钱五分）白芍（三钱）姜汁（五匙，冲）

水八杯，煮取三杯，分三次，温服。

【解读】 七十九、疟疾见有足太阴脾的症状，称为"太阴脾疟"，该证在发作时，寒冷的感觉从四肢末端开始，口不渴，呕吐明显，这是有邪热聚集在心胸部，可用黄连白芍汤治疗。如果出现很明显的烦躁不安症状，可以另外再服牛黄丸一颗。

脾主四肢，疟疾发作时感觉寒冷从四肢末端开始，并且口不渴，据此可知其为"脾疟"。热邪聚结于心胸部，故呕吐严重，这是由于脾土有病而肝木乘袭所致，所以治疗以调和肝胃为主。此病证热邪偏重故重用清热之品，并以芍药收敛脾阴。

黄连白芍汤方（苦辛寒法）

黄连6克黄芩6克半夏9克枳实4.5克白芍9克姜汁（5匙，冲）

上述药品加入8杯水，煎煮成3杯，一天分3次温服。

八十、太阴脾疟，脉濡寒热，疟来日迟，腹微满，四肢不暖，露姜饮主之。

此偏于太阴虚寒，故以甘温补正。其退邪之妙，全在用露，清肃能清邪热，甘润不伤正阴，又得气化之妙谛。

露姜饮方（甘温复甘凉法）

人参（一钱）生姜（一钱）

水两杯半，煮成一杯，露一宿，重汤温服。

【解读】　八十、太阴脾疟，出现脉濡，发热发冷，疟疾发作逐渐推迟，腹部微感胀满，四肢不温等症状，可用露姜饮治疗。

此病证偏重于太阴虚寒，所以治疗以甘温药补助正气。本方祛邪的巧妙之处全在于用"露"的方法，既有清凉之性可退邪热，又具甘润之质而不伤人体阴液，还能促进机体的气化作用。

露姜饮方（甘温复甘凉法）

人参3克生姜3克

上药用水2杯半，煎煮成1杯，放在室外露1宿，然后再加温服。

八一、太阴脾疟，脉弦而缓，寒战，甚则呕吐噫气，腹鸣溏泄，苦辛寒法不中与也；苦辛温法，加味露姜饮主之。

上条纯是太阴虚寒，此条邪气更甚，脉兼弦则土中有木矣，故加温燥泄木退邪。

加味露姜饮方（苦辛温法）

人参（一钱）半夏（二钱）草果（一钱）生姜（二钱）广皮（一钱）青皮（醋炒，一钱）

水二杯半，煮成一杯，滴荷叶露三匙，温服，渣再煮一杯服。

【解读】　八十一、太阴脾疟，出现脉象弦而缓，怕冷而全身发抖，严重的伴有呕吐，嗳气，腹中肠鸣，大便溏泻等症状。对于这种病证治疗时不能采用苦辛寒法，应当用苦辛温法，以加味露姜饮治疗。

上条所述病证是太阴虚寒证，本条病证邪气更为严重，脉兼弦象，说明在太阴虚寒的基础上又兼肝木过强，所以加温燥药泄肝木以退邪。

加味露姜饮方（苦辛温法）

人参3克半夏6克草果3克生姜6克广皮3克青皮（醋炒）3克

以上药用水2杯半，煎煮成1杯，滴入荷叶露3匙，趁热服下。药渣可加水再煎煮1杯药液服下。

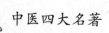

八二、中焦疟，寒热久不止，气虚留邪，补中益气汤主之。

留邪以气虚之故，自以升阳益气立法。

补中益气汤方

炙黄芪（一钱五分）人参（一钱）炙甘草（一钱）白术（炒，一钱）广皮（五分）当归（五分）升麻（炙，三分）柴胡（炙，三分）生姜（三片）大枣（去核，二枚）

水五杯，煮取二杯，渣再煮一杯，分温三服。

【解读】　八十二、中焦疟疾，寒热发作日久不止，这是由中气虚弱不能驱除邪气而致病邪久留不去所致。可用补中益气汤治疗。

病邪久留不去是由于中气虚弱的缘故，所以治疗时采用升阳益气法。

补中益气汤方

炙黄芪 4.5 克人参 3 克炙甘草 3 克白术（炒）3 克广皮 1.5 克当归 1.5 克升麻（炙）0.9 克柴胡（炙）0.9 克生姜 3 片大枣（去核）2 枚

上药用水 5 杯，煎煮成 2 杯，药渣加水再煎煮成 1 杯，分 3 次趁热服下。

八三、脉左弦，暮热早凉，汗解渴饮，少阳疟偏于热重者，青蒿鳖甲汤主之。

少阳切近三阴，立法以一面领邪外出，一面防邪内入为要领。小柴胡汤以柴胡领邪，以人参、大枣、甘草护正；以柴胡清表热，以黄芩、甘草苦甘清里热；半夏、生姜两和肝胃，蠲内饮，宣胃阳，降胃阴，疏肝；用生姜大枣调和营卫。使表者不争，里者内安，清者清，补者补，升者升，降者降，平者平，故曰和也。

青蒿鳖甲汤，用小柴胡法而小变之，却不用小柴胡之药者，小柴胡原为伤寒立方，疟缘于暑湿，其受邪之源，本自不同，故必变通其药味，以同在少阳一经，故不能离其法。青蒿鳖甲汤以青蒿领邪，青蒿较柴胡力软，且芳香逐秽开络之功，则较柴胡有独胜。

寒邪伤阳，柴胡汤中之人参、甘草、生姜，皆护阳者也；暑热伤阴，故改用鳖甲护阴，鳖甲乃蠕动之物，且能入阴络搜邪。柴胡汤以胁痛、干呕为饮邪所致，故以姜、半通阳降阴而清饮邪；青蒿鳖甲汤以邪热伤阴，则用知母、花粉以清热邪而止渴，丹皮清少阳血分，桑叶清少阳络中气分。宗古法而变古方者，以邪之偏寒偏热不同也，此叶氏之读古书，善用古方，岂他人之死于句下者，所可同日语哉！

【解读】 八十三、左手脉弦，傍晚起发热到第二天清晨热退，热退时出汗、口渴欲饮水，这是少阳疟疾偏重于热的病证，可用青蒿鳖甲汤治疗。

少阳的部位靠近三阴，在治疗少阳病时，一方面要将病邪领出，另一方面要防止病邪进一步深入。小柴胡汤以柴胡领邪外出，以人参、大枣、甘草顾护正气。在用柴胡清泄表热的同时，用黄芩、甘草苦甘药物清泄里热，半夏、生姜调和肝胃，温化痰饮，宣通胃阳，泄降胃中浊阴之气、疏肝理气，以生姜、大枣调和营卫。使在表的病邪不与正气相争，内在的脏腑之气得以安和，从而使该清的得清，该补的得补，该升的得升，该降的得降，该平的得

9

平，故把本方称为"和剂"。

青蒿鳖甲汤是取小柴胡汤的方法而略加变化制定的，其中不用小柴胡汤的药，是因为小柴胡汤本来是为感受寒邪引发疾病而设的方剂，而疟疾感受的是暑湿之邪，两者感受的病邪不同，所以在用药上应当有所变化，但两者均为少阳经的病变，因此在治疗大法上是一致的。青蒿鳖甲汤用青蒿领邪外出，青蒿比柴胡的作用缓和，但具有芳香逐秽、疏通经络的功效，这是柴胡不具备的独特作用。

寒邪易损伤阳气，小柴胡汤中所用的人参、甘草、生姜都是保护阳气的。暑热易损伤阴液，故改用鳖甲保护阴液，鳖甲出自蠕动的动物，能深入阴络搜剔病邪。小柴胡汤所治疗的病证中，胁痛、干呕等症状为饮邪所致，所以用生姜、半夏宣通阳气，泄降饮邪。青蒿鳖甲汤所治疗的病证属于邪热伤阴，故用知母、天花粉清泄邪热，生津止渴，牡丹皮清泄少阳血分的邪热，桑叶清少阳络中气分邪热。本条内容是根据叶天士医案整理而成的，可见其既推崇古法，又善于对古方进行变化，根据病邪的寒热属性选择不同的药物。这是叶天士研读古书而又善用古方治病的典范，于某些人拘泥于教条不知灵活应用，怎么能同日而语呢？

八四、少阳疟如伤寒证者，小柴胡汤主之。渴甚者，去半夏，加栝蒌根；脉弦迟者，小柴胡加干姜陈皮汤主之。

少阳疟如伤寒少阳证，乃偏于寒重而热轻，故仍从小柴胡法。若内躁渴甚，则去半夏之燥，加栝蒌根生津止渴。脉弦迟则寒更重矣，《金匮》谓脉弦迟者，当温之，故于小柴胡汤内，加干姜、陈皮温中，且能由中达外，使中阳得伸，逐邪外出也。

小柴胡汤方（苦辛甘温法）

柴胡（三钱）黄芩（一钱五分）半夏（二钱）人参（一钱）炙甘草（一钱五分）生姜（三片）大枣（去核，二枚）

水五杯，煮取二杯，分二次，温服。加减如《伤寒论》中法。渴甚者去半夏，加栝蒌根三钱。

小柴胡加干姜陈皮汤方（苦辛温法）

即于小柴胡汤内，加干姜二钱，陈皮二钱。

水八杯，煮取三杯，分三次，温服。

【解读】 八十四、少阳疟，若表现与伤寒少阳证相似，可用小柴胡汤治疗。如口渴明显，可去半夏加入瓜蒌根。若脉象弦而迟，可用小柴胡加干姜陈皮汤治疗。

少阳疟的表现与伤寒少阳证相似，是指疟疾的寒象偏重而热象较轻，所以仍可按小柴胡汤的治法。若体内燥热较甚而口渴明显，则减去性燥伤津的半夏，加瓜蒌根生津止渴。若脉象弦而迟，说明寒象更为严重。《金匮》中指出脉象弦迟的，应当用温药，故在小柴胡汤中加入干姜、陈皮温中，由中焦外达，使中焦阳气伸展，从而祛邪外出。

青蒿鳖甲汤方（苦辛咸寒法）

青蒿9克 知母6克 桑叶6克 鳖甲15克 牡丹皮6克 天花粉6克

上药用水5杯，煎煮成2杯。在疟疾发作前，分2次趁热服。

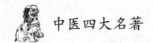

小柴胡汤方（苦辛甘温法）

柴胡9克黄芩4.5克半夏6克人参3克炙甘草4.5克生姜3片大枣（去核）2枚

上药用水5杯，煎煮成2杯，分2次趁热服。其加减方法可仿照《伤寒论》，口渴明显的，去半夏，加瓜蒌根9克。

小柴胡加干姜陈皮汤方（苦辛温法）

即于小柴胡汤内加干姜6克、陈皮6克。

上药用水8杯，煎煮成3杯，分3次趁热服。

八五、舌白脘闷，寒起四末，渴喜热饮，湿蕴之故，名曰湿疟，厚朴草果汤主之。

此热少湿多之证。舌白脘闷，皆湿为之也；寒起四末，湿郁脾阳，脾主四肢，故寒起于此；渴，热也，当喜凉饮，而反喜热饮者，湿为阴邪，弥漫于中，喜热以开之也。故方法以苦辛通降，纯用温开，而不必苦寒也。

厚朴草果汤方（苦辛温法）

厚朴（一钱五分）杏仁（一钱五分）草果（一钱）半夏（二钱）茯苓块（三钱）广皮（一钱）

水五杯，煮取二杯，分二次温服。

按中焦之疟，脾胃正当其冲。偏于热者胃受之，法则偏于救胃；偏于湿者脾受之，法则偏于救脾。胃，阳腑也，救胃必用甘寒、苦寒；脾，阴脏也，救脾必用甘温、苦辛。两平者，两救之。本论列疟证，寥寥数则，略备大纲，不能偏载。然于此数条反复对勘，彼此互印，再从上焦篇究来路，下焦篇阅归路，其规矩准绳，亦可知其大略矣。

12

【解读】 八十五、患者舌苔色白，胸膛满闷，每次疟次发作时寒冷的感觉从四肢末梢开始，口渴喜饮热水。这是湿邪蕴滞的缘故，名为湿疟，可用厚朴草果汤治疗。

这是热邪较轻而湿邪较重的病证，苔白、脘闷均为湿邪所致；脾主四肢，湿邪郁阻脾阳，阳气失于温养，故寒冷的感觉从四肢末梢开始；口渴大多是热象的表现，应当喜喝凉水，本证却反喜喝热水，这是因为湿为阴邪，弥漫中焦，困阻阳气，所以喜喝热水以求帮助驱散阴邪。因此本证的治疗应以苦辛通降为主，单纯用温散开通的药物，不必用苦寒的药物。

厚朴草果汤（苦辛温法）

厚朴4.5克 苦杏仁4.5克 草果3克 半夏6克 茯苓块9克 广皮3克

上药以水5杯，煎煮成2杯，分2次趁热服。

按：中焦疟疾其病位主要在脾胃，邪热偏盛的病位侧重于胃，治疗方法以救胃为主；湿邪偏盛的病位侧重于脾，治疗方法以救脾为主。胃属阳腑，救胃必然要用甘寒、苦寒的药物；脾属阴脏，救脾必然要用甘温、苦辛的药物。要同时使脾胃两者恢复平和，就必须同时救脾和救胃。

本书论述疟疾的证治仅列举了很少几则，简略介绍了其治疗法则，不可能作全面论述。不过如果能对这几条内容认真反复地对照，相互印证，再从上焦篇探求疟疾的来路，从下焦篇看疟疾的结局，就可大体上掌握疟疾的证治规律。

八六、湿温内蕴，夹杂饮食停滞，气不得运，血不得行，遂成滞下，俗名痢疾，古称重证，以其深入脏腑也。初起腹痛胀者易治；日久不痛并不胀者难治。脉小弱者易治；脉实大数者难治。老年久衰，实大小弱并难治；脉调和者易治。日数十行者易治；一、二行或有或无者难治。面色便色鲜明者易治；秽暗者难治。噤口痢属实者尚可治；属虚者难治。先滞（俗所谓痢疾）后利（俗谓之泄泻）者易治；先利后滞者难治。先滞后疟者易治；先疟后滞者难治。本年新受者易治；上年伏暑，酒客积热，老年阳虚积湿者难治。季胁少腹无动气疝瘕者易治；有者难治。

【解读】　八十六、湿热之邪郁阻体内，并夹杂饮食停滞，脾胃气机不能运化而阻滞不通，血液运行也不通畅，于是产生滞下，俗称痢疾。

古代认为这是比较严重的病证，因为它是病邪深入脏腑后发生的。初起时腹部疼痛胀满的容易治疗，患病日久而腹部不痛不胀的较难治疗。

脉象小而弱的容易治疗，脉象实大而数的较难治疗。老年人或久病体衰者其脉象不论实大或是弱小都比较难治，而脉象调和者容易治疗。每日大便十几次的容易治疗，而每日大便仅一二次或者有时能解有时解不出来的较难治疗。

面色和大便颜色鲜明的容易治疗，晦暗污浊者较难治疗。噤口痢属于实证的尚可以治疗，属于虚证的难以治疗。先表现为滞下（通常所说的痢疾），后转变为下利（通常所说的泄泻）的容易治疗；先表现为下利，后转变滞下的较难治疗。

先病滞下后患疟疾的容易治疗，先病疟疾后患滞下的较难治疗。感受病邪后当年发病的容易治疗，上年感受暑邪，病邪内伏过年后才发的，或平素嗜酒的人，素体湿热内盛而又患滞下，或老年阳虚而湿邪郁结在内又患滞下者，治疗都比较困难。肋骨下季胁部和少腹部位无筑筑跳动和疝气积聚的容易治疗，有上述表现的较难治疗。

此痢疾之大纲。虽罗列难治易治十数条，总不出邪机向外者易治，深入脏络者难治也。谚云：饿不死的伤寒，膜不死的痢疾。时人解云：凡病伤寒者，当禁其食，令病者饿，则不至与外邪相搏而死也。痢疾日下数十行，下者既多，肠胃空虚，必令病者多食，则不至肠胃尽空而死也。不知此二语，乃古之贤医金针度人处，后人不审病情，不识句读，以致妄解耳。按《内经》热病禁食，在少愈之际，不在受病之初。

【解读】　本条是痢疾的证治大纲。对于痢疾预后的判断，虽然列举了十几种易治和难治的情况，但概括起来无非是病邪向外透达的容易治疗，深入脏腑经络的难以治疗。俗话说："饿不死的伤寒，膜不死的痢疾。"

现在人们大多解释为：凡是患伤寒病的人应当禁止饮食，使患者饥饿，这样可以避免饮食与外邪相结而加重病情。痢疾患者每日大便几十次，泻下次数多，肠胃必然空虚，因此要让患者多进饮食，这样才可避免因肠胃过分空虚而加重病情。

此两句是古代医术高超的医生临证救人的宝贵经验，可惜后世的人既不能详察病情，又没有弄懂文义，以致作了错误的解释。其实，《内经》中所说的热病禁食，是指

15

疾病将要痊愈的时候，而不是指发病初期。

仲景《伤寒论》中，现有食粥却病之条，但不可食重浊肥腻耳。痢疾暑湿夹饮食内伤，邪非一端，肠胃均受其殃，古人每云淡薄滋味，如何可以恣食，与邪气团成一片，病久不解耶！

【解读】　张仲景《伤寒论》中，就有进食热粥来帮助祛除病邪的条文，只是提出不能进食油腻重浊的食物。痢疾的病机为外感暑湿又夹有饮食内伤，病邪比较复杂，肠胃均受损伤。古人历来强调饮食应清淡味薄，怎么可以过多地进食，使病邪与饮食相互搏结呢？其结果必然会导致疾病久久不能痊愈！

吾见痢疾不戒口腹而死者，不可胜数。盖此二语，饿字膜字，皆自为一句，谓患伤寒之人，尚知饿而思食，是不死之证；其死者，医杀之也。盖伤寒暴发之病，自外而来，若伤卫而未及于营，病人知饿，病机尚浅，医者助胃气，捍外侮，则愈，故云不死，若不饿则重矣。仲景谓："风病能食，寒病不能食"是也。痢疾久伏之邪，由内下注，若脏气有余，不肯容留邪气，彼此互争则膜，邪机向外，医者顺水推舟则愈，故云不死。若脏气已虚，纯逊邪气，则不膜而寇深矣。

【解读】　我就见过不少痢疾患者因不注意节制饮食而导致病情加重甚至死亡的，其数不胜枚举。以上2句谚语中，饿字和膜字都各表达了一层意思，即患伤寒的人，如果还能知道饥饿而想进食，就是可以治好而不会死亡的病证；如果患者死亡，那是医生治疗失误造成的。

因为伤寒多起病突然，病邪从外侵入人体，如果病邪仅犯于卫表而没有深入营血，患者知道饥饿，说明病变尚轻浅，此时医生只需扶助胃气而祛邪外出就可治愈，所以说不会死亡。若患者不知道饥饿则说明病情较重，张仲景说"风病能食，寒病不能食"也是这个道理。

痢疾是体内久伏之暑湿病邪下注于大肠，如果脏腑气机充实，不允许病邪停留，必然相互斗争，所以出现胀满，这是病邪向外透出的表现，医生如果能顺水推舟，导邪外出，疾病即可痊愈，所以说不会死亡。如果脏腑之气已虚，不能抵御病邪，就不会发生膜胀，这是病邪深入的表现。

八七、自利不爽，欲作滞下，腹中拘急，小便短者，四苓合芩芍汤主之。

既自利（俗谓泄泻）矣，理当快利，而又不爽者何？盖湿中藏热，气为湿热郁伤，而不得畅遂其本性，故滞。脏腑之中，全赖此一气之转输，气既滞矣，焉有不欲作滞下之理乎！曰欲作，作而未遂也；拘急，不爽之象，积滞之情状也；小便短者，湿注大肠，阑门（小肠之末，大肠之始）不分水，膀胱不渗湿也。故以四苓散分阑门，通膀胱，开支河，使邪不直注大肠；合芩芍法宣气分，清积滞，预夺其滞下之路也。此乃初起之方，久痢阴伤，不可分利，故方后云：久利不在用之。

【解读】　八十七、患者大便下利，但排便不爽，这是将成为痢疾的表现，如果伴有腹部拘急不适，小便短少，可用四苓合芩芍汤治疗。

既然大便下利（即俗称泄泻），一般应排便爽快，但为什么会表现为大便不爽快呢？这是湿热病邪郁滞气机、

损伤正气，影响了胃肠正常的通降功能，因而出现大便不
爽。人体各脏腑功能都依赖气的转输，胃肠气机郁滞，怎
么会不发生大便不爽的痢疾呢？文中说将要成为痢疾，是
指要成而未完全形成痢疾。腹中拘急，是指腹中不舒、大
便不爽的情况，为胃肠有积滞内留的表现。小便短少，是
由于湿邪下注大肠，阑门不能分利水湿，膀胱不能排泄水
湿造成的。治疗可用四苓散促使阑门分利水气，通调膀
胱，让水湿从小便而去，不再直接注入大肠而造成大便泄
泻；配合黄芩、芍药清宣胃肠气分，以助祛除积滞，从而
防止痢疾的发生。这是痢疾初起的治法，如果痢疾日久而
阴液损伤，则不可用分利小便的方法，所以在下面方剂用
法后强调久痢不可用此方法。

　　按浙人倪涵初，作疟痢三方，于痢疾条下，先立禁
汗、禁分利、禁大下、禁温补之法，是诚见世之妄医者，
误汗、误下、误分利、误温补，以致沉疴不起，痛心疾首
而有是作也。然一概禁之，未免因噎废食；且其三方，亦
何能包括痢门诸证，是安于小成，而不深究大体也。瑭勤
求古训，静与心谋，以为可汗则汗，可下则下，可清则
清，可补则补，一视其证之所现，而不可先有成见也。至
于误之一字，医者时刻留心，犹恐思虑不及，学术不到，
岂可谬于见闻而不加察哉！

　　【解读】　按：浙江人倪涵初曾制定治疗疟、痢的 3 首
方剂，并在论述痢疾时，制定了治疗痢疾应禁用发汗、分利、
重剂攻下、温补等方法，这实在是看到世间的庸医在治疗痢
疾时滥用发汗、攻下、分利、温补等法，导致病情加重，甚
至死亡，痛心疾首而提出的观点。然如对于上述方法一律禁

用，未免因噎废食，而且仅有 3 首方剂，怎么能概括痢疾所有的证候及治疗方法呢？这是仅有某一方面的心得，而没有深入研究痢疾证治规律的表现。我认真学习古代医家的论述，潜心思考，认为对于痢疾的治疗，有可汗之证时就当发汗，有可下之证时就当攻下，证候适宜清热就宜清热，可以补益就当补益。应一律根据其证候表现而定，不可先抱有成见而不敢投治。对于治疗中有可能出现的错误，医生必须时刻注意，就怕考虑不周、学识不全面而导致失误，怎么能犯看到、听到而不仔细加以辨察的错误呢？

四苓合芩芍汤方（苦辛寒法）

苍术（二钱）猪苓（二钱）茯苓（二钱）泽泻（二钱）白芍（二钱）黄芩（二钱）广皮（一钱五分）厚朴（二钱）木香（一钱）

水五杯，煮取二杯，分二次温服，久痢不在用之。

【解读】 四苓合芩芍汤方（苦辛寒法）

苍术 6 克猪苓 6 克茯苓 6 克泽泻 6 克白芍 6 克黄芩 6 克广皮 4.5 克厚朴 6 克木香 3 克

上药用水 5 杯，煎煮成 2 杯，分 2 次趁热服。若痢疾日久不可用此方法。

八八、暑湿风寒杂感，寒热迭作，表证正盛，里证复急，腹不和而滞下者，活人败毒散主之。

此证乃内伤水谷之酿湿，外受时令之风湿，中气本自不足之人，又气为湿伤，内外俱急。立方之法，以人参为君，坐镇中州，为督战之帅；以二活、二胡合芎䓖从半表半里之际，领邪出外，喻氏所谓逆流挽舟者此也；以枳壳宣中焦之气，茯苓渗中焦之湿，以桔梗开肺与大肠之痹，甘草和合诸药，乃陷者举之之法，不治痢而治致痢之源，痢之初起，憎寒壮热者，非此不可也。若云统治伤寒、温疫、瘴气则不可。凡病各有所因，岂一方之所得而统之也哉！此方在风湿门中，用处甚多，若湿不兼风而兼热者，即不合拍，奚况温热门乎！世医用此方治温病，已非一日，吾只见其害，未见其利也。

活人败毒散（辛甘温法）

羌活独活茯苓川芎枳壳柴胡人参前胡桔梗（以上各一两）甘草（五钱）

共为细末，每服二钱，水一杯，生姜三片，煎至七分，顿服之。热毒冲胃噤口者，本方加陈仓米各等分，名仓廪散，服法如前，加一倍。噤口属虚者勿用之。

【解读】 八十八、暑湿与风寒相合致病，患者出现恶寒发热，表证明显，里证较重，腹部不舒服，大便里急后重等表现，可用活人败毒散治疗。

本证为素体脾胃虚弱不能正常运化水湿，又感受了时令的风湿外邪所致。脾胃原本亏虚的人，中气又被湿邪损伤，所以表证和里证均很明显。对于本证的治疗，以人参为主药，大补脾胃之气，好像坐镇于中州督战的元帅；用羌活、独活、柴胡；前胡配合川芎，从半表半里处把病邪逐出，即喻嘉言所说的"逆流挽舟"之意；用枳壳宣通中焦气机，茯苓渗除中焦湿邪，桔梗宣开肺和大肠气机的闭阻，甘草调和诸药。这是对下陷的中气和侵入的病邪投以升举的方法，即"陷者举之"，不是直接治疗痢疾而是治疗造成痢疾的根源，对于痢疾初起有明显恶寒发热的，一定要用这种治法。但如果说本方能治疗所有的伤寒、温疫、瘴气，那就错了，因为各种疾病都有不同的病因，怎么能用一首方剂来治疗所有的疾病呢？本方对于风湿引起的疾病是经常运用的，但如果湿邪不兼风而兼热即湿热之邪，就不适宜了，更何况是温热病呢！现在一般的医生用本方治疗各种温病，已经很长时间了，我只见到各种害处，没有看到什么好处。

活人败毒散（辛甘温法）

羌活独活茯苓川芎枳壳柴胡人参前胡桔梗各30克甘草15克

上药一起研为细末，每次用6克，加水1杯，生姜3片，煎煮到7成左右，1次服下。若热毒犯胃而致口噤不能进食的，本方加陈仓米，用量与上述药物相同，名为仓廪散。用法与前相同，但方剂用量要增加1倍。如噤口是由于胃气虚败而引起的，不能用本方。

八九、滞下已成，腹胀痛，加减芩芍汤主之。

此滞下初成之实证，一以疏利肠间湿热为主。

加减芩芍汤方（苦辛寒法）

白芍（三钱）黄芩（二钱）黄连（一钱五分）厚朴（二钱）木香（煨，一钱）广皮（二钱）

水八杯，煮取三杯，分三次温服。忌油腻生冷。

加减法：肛坠者，加槟榔二钱。腹痛甚欲便，便后痛减，再痛再便者，白滞加附子一钱五分，酒炒大黄三钱；红滞加肉桂一钱五分，酒炒大黄三钱，通爽后即止，不可频下。如积未净，当减其制，红积加归尾一钱五分，红花一钱，桃仁二钱。舌浊脉实有食积者，加楂肉一钱五分，神曲一钱，枳壳一钱五分。湿重者，目黄舌白不渴，加茵陈三钱，白通草一钱，滑石一钱。

【解读】 八十九、痢疾已经形成，大便脓血，里急后重，腹部胀痛，可用加减芩芍治疗。

本条所述的是痢疾初起的实证，治疗应当以疏利肠胃间的湿热为主。

加减芩芍汤方（苦辛寒法）

白芍9克黄芩6克黄连4.5克厚朴6克木香（煨）3克广皮6克

上药用水8杯，煎煮成3杯，分3次趁热服。服药期间忌食油腻生冷的食物。

（加减法）肛门坠胀的，加槟榔6克。腹部疼痛厉害，想解大便，排便后腹痛减轻，但不久腹痛又作，又欲排便，入便以当色黏液为主的，可加附子4.5克，酒炒大黄9克；大便以红色黏液为主的，加肉桂4.5克，酒炒大黄9克，待大便通畅爽快后，不可再用攻下药。如果肠胃积滞未净，可减轻上述药物的用量，大便中有红色黏液的，加归尾4.5克，红花3克，桃仁6克。舌苔浊腻，脉象沉实有宿食积滞的，加山楂肉4.5克，神曲6克，枳壳4.5克。湿邪较重，眼白发黄，舌苔白，口不渴的，加茵陈9克，通草3克，滑石3克。

九十、滞下湿热内蕴，中焦痞结，神识昏乱，泻心汤主之。

滞下由于湿热内蕴，以致中痞，但以泻心治痞结之所由来，而滞自止矣。

泻心汤（方法并见前）

【解读】 九十、湿热内蕴导致的痢疾，中焦气机闭塞不通，出现神态昏乱的，可用泻心汤治疗。

痢疾病由于湿热蕴结于内而造成中焦气机闭塞，治疗只需用泻心汤辛开苦降，疏通痞塞，痢疾可自然得止。

泻心汤（处方和治法都见前）

九一、滞下红白，舌色灰黄，渴不多饮，小溲不利，滑石藿香汤主之。

此暑湿内伏，三焦气机阻窒，故不肯见积治积，乃以辛淡渗湿宣气，芳香利窍，治所以致积之因，庶积滞不期愈而自愈矣。

滑石藿香汤方（辛淡合芳香法）

飞滑石（三钱）白通草（一钱）猪苓（二钱）茯苓皮（三钱）藿香梗（二钱）厚朴（二钱）白蔻仁（钱）广皮（一钱）

水五杯，煮取二杯，分二次服。

【解读】 九十一、痢疾病，出现大便红白粘液，舌苔呈灰黄，口渴而喝水不多，小便不通利等症状的，可以用滑石藿香汤治疗。

本条病证是由于暑湿之邪内伏，三焦气机阻塞而形成的。对于本证的治疗不可因有胃肠积滞而只治积滞，必须用辛淡渗湿、宣通气机、芳香化湿、分利窍道的药物来治疗形成积滞的病因，这样才可以使积滞不治而去，痢疾自然得以痊愈。

滑石藿香汤方（辛淡合芳香法）

飞滑石 9 克白通草 3 克猪苓 6 克茯苓皮 9 克藿香梗 6 克厚朴 6 克豆蔻仁 3 克广皮 3 克

上述药品取水 5 杯，煎煮成 2 杯水，一天分 2 次

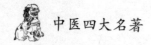

服用。

九二、湿温下利,脱肛,五苓散加寒水石主之。

此急开支河,俾湿去而利自止。

五苓散加寒水石方(辛温淡复寒法)

即于五苓散内加寒水石三钱,如服五苓散法,久痢不在用之。

【解读】 九十二、感受湿热之邪而泄泻者,严重的可造成肛门外脱,宜用五苓散加寒水石治疗。

这是通过利小便,使湿邪得去而泄泻自然可止。

五苓散加寒水石方(辛温淡复寒法)

就是在五苓散内加入寒水石9克,煎煮和服用方法同五苓散相同。如果是久痢,则不能使用此种方法。

九三、久痢阳明不阖,人参石脂汤主之。

九窍不和,皆属胃病,久痢胃虚,虚则寒,胃气下溜,故以堵截阳明为法。

人参石脂汤方(辛甘温合涩法,即桃花汤之变法也)

人参(三钱)赤石脂(细末,三钱)炮姜(二钱)白粳米(炒,一合)

水五杯,先煮人参、白米、炮姜令浓,得二杯,后调石脂细末和匀,分二次服。

【解读】 九十三、痢疾日久不愈而导致肠腑不能闭合者,可用人参石脂汤治疗。

凡是人体九窍不调和,都与脾胃有关,痢疾日久脾胃必然亏损,虚损就会内生寒气,胃气不能关闭,所以治疗以堵截阳明胃肠为大法。

人参石脂汤方(辛甘温合涩法,是桃花汤的变法)

人参9克赤石脂（细末）9克炮姜6克白粳米（炒）30克

上述药品用水5杯，先煎煮人参、白米、炮姜，待药液浓缩成2杯以后，再调入赤石脂细末并和匀，一天分2次服用。

九四、自利腹满，小便清长，脉濡而小，病在太阴，法当温脏，勿事通腑，加减附子理中汤主之。

此偏于湿，合脏阴无热之证，故以附子理中汤，去甘守之人参、甘草，加通运之茯苓、厚朴。

加减附子理中汤方（苦辛温法）

白术（三钱）附子（二钱）干姜（二钱）茯苓（三钱）厚朴（二钱）

水五杯，煮取二杯，分二次温服。

【解读】　九十四、大便泄泻，腹部胀满，小便清长，脉象濡而小，这是病邪在足太阴脾的表现，治疗应当以温运脾脏为大法，不可用通下肠腑的方法，可用加减附子理中汤治疗。

本病证是湿邪偏甚，阴寒困阻于脾所造成的，所以治疗以附子理中汤为主，去掉甘味内守的人参、甘草，加入温通运化的茯苓、厚朴。

加减附子理中汤方（苦辛温法）

白术9克附子6克干姜6克茯苓9克厚朴6克

上述药品用水5杯，煎煮成2杯水，一天分2次温服。

九五、自利不渴者属太阴，甚则哕（俗名呃忒），冲气逆，急救土败，附子粳米汤主之。

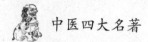

此条较上条更危，上条阴湿与脏阴相合，而脏之真阳未败，此则脏阳结而邪阴与脏阴毫无忌惮，故上条犹系通补，此则纯用守补矣。扶阳抑阴之大法如此。

附子粳米汤方（苦辛热法）

人参（三钱）附子（二钱）炙甘草（二钱）粳米（一合）干姜（二钱）

水五杯，煮取二杯，渣再煮一杯，分三次温服。

【解读】 九十五、大便泄泻而口不渴的，属足太阴脾的病证。病情严重的可出现哕（俗称呃忒），气冲上逆，这是脾土衰败的表现，应当急予救治。可用附子粳米汤治疗。

本条所述的病证比上条更加危重，上条是湿之阴与脾之阴相合，而脏腑的真阳没有衰败。本条是真阳已败，寒湿阴邪则可肆无忌惮，属邪甚正败的危证。因此上条病证的治疗可使用通补法，而本条病证的治疗只能采用守补的方法，这是扶助阳气以抑制阴邪的治疗大法。

附子粳米汤方（苦辛热法）

人参 9 克附子 6 克炙甘草 6 克粳米 30 克干姜 6 克

上述药一般取水 5 杯，煎煮成 2 杯药，药渣再加水煮至 1 杯水，一天 3 次温服。

九六、疟邪热气，内陷变痢，久延时日，脾胃气衰，面浮腹膨，里急肛坠，中虚伏邪，加减小柴胡汤主之。

疟邪在经者多，较之痢邪在脏腑者浅，痢则深于疟矣。内陷云者，由浅入深也。治之之法，不出喻氏逆流挽舟之议，盖陷而入者，仍提而使之出也。故以柴胡由下而上，入深出浅，合黄芩两和阴阳之邪，以人参合谷芽宣补胃阳，丹皮、归、芍内护三阴，谷芽推气分之滞，山楂推血分之滞。谷芽升气分故推谷滞，山楂降血分故推肉滞也。

加减小柴胡汤（苦辛温法）

柴胡（三钱）黄芩（二钱）人参（一钱）丹皮（一钱）白芍（炒，二钱）当归（土炒，一钱五分）谷芽（一钱五分）山楂（炒，一钱五分）

水八杯，煮取三杯，分三次温服。

【解读】　九十六、疟疾病，邪热内陷而形成痢疾，病情久延不愈，导致脾胃虚弱，出现面部水肿，腹部膨胀，里急后重，肛门下坠等症状，为中气已虚而病邪内伏，可以用加减小柴胡汤治疗。

疟疾病其病邪大多在经络，与痢疾病邪在脏腑相比病位较浅，所以痢疾较疟疾为重。所谓"内陷"，是指病邪由浅入深，对此病证的治疗方法，不出喻嘉言所提出的逆流挽舟法的范围，因为是病邪陷入，所以仍须升提而使其外出。所以此方中用柴胡由下而上，出深出浅，与黄芩配合调和阴阳之邪；用人参配合谷芽宣补胃阳，以牡丹皮、当归、芍药顾护足厥阴肝、足太阴脾、足少阴肾，谷芽推导胃肠气分的积滞，山楂通导血分的瘀滞。谷芽可以升发胃肠气机，所以可推动谷物的积滞，山楂可以疏通血脉，所以可推动肉类的积滞。

加减小柴胡汤（苦辛温法）

柴胡9克黄芩6克人参3克牡丹皮3克白芍（炒）6克当归（土炒）4.5克谷芽4.5克山楂（炒）4.5克

上述药用水8杯，煎煮成3杯水，一天分3次温服。

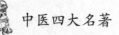

九七、春温内陷下痢，最易厥脱，加减黄连阿胶汤主之。

春温内陷，其为热多湿少明矣。热必伤阴，故立法以救阴为主。救阴之法，岂能出育阴坚阴两法外哉！此黄连之坚阴，阿胶之育阴，所以合而名汤也。从黄连者黄芩，从阿胶者生地、白芍也，炙草则统甘苦而并和之。此下三条，应列下焦，以与诸内陷并观，故列于此。

加减黄连阿胶汤（甘寒苦寒合化阴气法）

黄连（三钱）阿胶（三钱）黄芩（二钱）炒生地（四钱）生白芍（五钱）炙甘草（一钱五分）

水八杯，煮取三杯，分三次温服。

【解读】　九十七、春温病，病邪内陷而发生痢疾，很容易产生昏厥和虚脱，可用加减黄连阿胶汤治疗。

春温病病邪内陷，其病证性质为热多湿少，这是很明确的。热邪容易损伤阴液，所以治疗大法以救护阴液为主，而救阴的方法怎么能脱出育阴和坚阴两大方法的范围呢？所以本方用黄连坚阴，阿胶育阴，并以黄连、阿胶作为本方的方名，与黄连配合的是黄芩，与阿胶相配的是生地黄、白芍，炙甘草则为调和甘苦的药物。下述3条病证，本应列入下焦篇，但为了与各种内陷病证对比，所以列在此处讨论。

加减黄连阿胶汤（甘寒苦寒合化阴气法）

黄连9克阿胶9克黄芩6克炒生地黄12克生白芍15克炙甘草4.5克

上述药用水8杯，煎煮取3杯，一天分3次温服。

九八、气虚下陷，门户不藏，加减补中益气汤主之。

此邪少虚多，偏于气分之证，故以升补为主。

加减补中益气汤（甘温法）

人参（二钱）黄芪（二钱）广皮（一钱）炙甘草（一钱）归身（二钱）炒白芍（三钱）防风（五分）升麻（三分）

水八杯，煮取三杯，分三次温服。

【解读】 九十八、气虚不能固摄而下陷，门户失于闭藏导致泄泻不止，可用加减补中益气汤治疗。

本条病证的病机属病邪已衰，而正气损伤较甚，病为偏于气分，所以治疗以升举补益为主。

加减补中益气汤（甘温法）

人参6克黄芪6克广皮3克炙甘草3克归身6克炒白芍9克防风1.5克升麻0.9克

将上述药品用水8杯，煎煮成3杯，一天分3次温服。

九九、内虚下陷，热利下重，腹痛，脉左小右大，加味白头翁汤主之。

此内虚湿热下陷，将成滞下之方。仲景厥阴篇，谓热利下重者，白头翁汤主之。按热注下焦，设不瘥，必圊脓血；脉右大者，邪从上中而来；左小者，下焦受邪，坚结不散之象。故以白头翁无风而摇者，禀甲乙之气，透发下陷之邪，使之上出；又能有风而静，禀庚辛之气，清能除热，燥能除湿，湿热之积滞去而腹痛自止。秦皮得水木相生之气，色碧而气味苦寒，所以能清肝热。黄连得少阴水精，能清肠澼之热，黄柏得水土之精，渗湿而清热。加黄芩、白芍者，内陷之证，由上而中而下，且右手脉大，上中尚有余邪，故以黄芩清肠胃之热，兼清肌表之热；黄连、黄柏但走中下，黄芩则走中上，盖黄芩手足阳明、手太阴药也；白芍去恶血，生新血，且能调血中之气也。按仲景太阳篇，有表证未罢，误下而成协热下利之证，心下痞硬之寒证，则用桂枝人参汤；脉促之热证，则用葛根黄连黄芩汤，与此不同。

加味白头翁汤（苦寒法）

白头翁（三钱）秦皮（二钱）黄连（二钱）黄柏（二钱）白芍（二钱）黄芩（三钱）

水八杯，煮取三杯，分三次服。

【解读】 九十九、正气虚损，湿热之邪容易陷入下焦，出现泄泻，肛门坠胀，腹部疼痛，脉象左手较小而右手较大，可用加味白头翁汤治疗。

这是针对体内正气虚损，湿热之邪深入下焦将成为痢疾的治疗方法。张仲景在《伤寒论》厥阴篇中指出：热痢里急后重者，以白头翁汤治疗。若热邪注于下焦而不愈，必然会引起大便脓血；右手脉象较大，是因为病邪从上焦、中焦传变而来；左手脉象较小，是下焦病邪结聚不散的表现。方中的白头翁在无风的时候也会摇动，具有甲乙风木的属性，能升发透举下陷的病邪，使病邪从上而透出；白头翁在有风的时候却又不动，具有庚辛燥金的属性，金性清而能泄热，燥而能祛湿，湿热积滞得去则腹痛自然习止。秦皮具有水木相生的特性，颜色碧绿而气味苦寒，擅长清肝经之热。黄连具有少阴寒水的特性，能清除引起痢疾的邪热。黄柏具有水土之性，能兼治肝脾，可以渗湿而清热。由于本病证是病邪内陷所致，邪从上焦侵入中焦再深入下焦，并且右手脉象较大，说明上、中焦尚有病邪，所以用黄芩清泄肠胃邪热，并兼以清除肌表的邪热；黄连、黄柏只能清中、下焦邪热，黄芩则能清上、中焦邪热，这是因为黄芩为手足阳明、手太阴之药。白芍可祛除恶血，化生新血，而且能调理血中之气，所以方中加入黄芩、白芍。在张仲景《伤寒论》太阳篇中有论述表证未解，因误用下法而成协热下利的病证，对出现心下痞硬症状的寒证，用桂枝人参汤治疗；对出现脉促的热证，用葛根黄芩黄连汤治疗，与本条所论述的病证有所不同。

加味白头翁汤（苦寒法）

白头翁9克秦皮6克黄连6克黄柏6克白芍6克黄芩9克

上述药用水8杯，煎煮成3杯，分3次服用。

秋　燥

一百、燥伤胃阴，五汁饮主之，玉竹麦门冬汤亦主之。

五汁饮（方法并见前）

玉竹麦门冬汤（甘寒法）

玉竹（三钱）麦冬（三钱）沙参（二钱）生甘草（一钱）

水五杯，煮取二杯，分二次服。土虚者，加生扁豆；气虚者，加人参。

【解读】　一百、燥邪损伤胃阴，可用五汁饮治疗，也可用玉竹麦门冬汤治疗。

五汁饮（处方和用法均见前）

玉竹麦门冬汤（甘寒法）

玉竹9克麦冬9克沙参6克生甘草3克

上述药加水5杯，煮成2杯，分2次服用。如果是属于脾虚者，可以加生扁豆，以健脾；如果是气虚者，可以加入人参补气。

一百〇一、胃液干燥，外感已净者，牛乳饮之。

此以津血填津血法也。

牛乳饮（甘寒法）

牛乳（一杯）

重汤炖熟，顿服之，甚者日再服。

【解读】 一百〇一、秋燥病胃中津液干燥，外邪已解的，可用牛乳饮治疗。

这是用津血来填补津血的治法。

牛乳饮（甘寒法）

牛乳1杯

隔水炖熟，1次服下，病重的1日服2次。

一百〇二、燥证气血两燔者，玉女煎主之。

玉女煎方（见上焦篇）

【解读】 一百〇二、秋燥病出现气血两燔证的，可用玉女煎治疗。

玉女煎方（见上焦篇）。

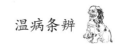

卷三·下焦篇

风温　温热　温疫　温毒　冬温

一、风温、温热、温疫、温毒、冬温，邪在阳明久羁，或已下，或未下，身热面赤，口干舌燥，甚则齿黑唇裂，脉沉实者，仍可下之；脉虚大，手足心热甚于手足背者，加减复脉汤主之。

温邪久羁中焦，阳明阳土，未有不克少阴癸水者，或已下而阴伤，或未下而阴竭。若实证居多，正气未至溃败，脉来沉实有力，尚可假手于一下，即《伤寒论》中急下以存津液之谓。若中无结粪，邪热少而虚热多，其人脉必虚，手足心主里，其热必甚于手足背之主表也。若再下其热，是竭其津而速之死也。故以复脉汤复其津液，阴复则阳留，庶可不至于死也。去参、桂、姜、枣之补阳，加白芍收三阴之阴，故云加减复脉汤。在仲景当日，治伤于寒者之结代，自有取于参、桂、姜、枣，复脉中之阳；今治伤于温者之阳亢阴竭，不得再补其阳也。用古法而不拘

33

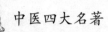

用古方，医者之化裁也。

【解读】　一、风温、温热、温疫、温毒、冬温等温病，邪热在中焦阳明气分阶段久留不解，无论已经使用下法或尚未运用下法，症状表现为身热不退，面部红赤，口中发干，舌体干燥少津，病情严重的还可见到牙齿焦黑，口唇干裂。若脉象沉实有力的，仍可运用攻下法治疗；若脉象虚大无力，手心和脚心部位的热度高于手背和脚背的，则应用加减复脉汤治疗。

温热之邪久留中焦，病位在阳明胃肠，阳明实热久留不去，最容易损伤少阴肾水。其中有因已用攻下方药而损伤阴液的，也有未经攻下而肾阴已经耗竭的。如果患者的实证表现仍然比较明显，正气还没有溃败的迹象，脉象沉实有力的，还可以采用攻下的方法治疗，这就是《伤寒论》中关于急下存阴论述的具体运用。

如果患者中焦并无燥屎内结，温热实邪的病变少，而以阴伤虚热的病变为主，这时患者的脉象必现虚弱，手、脚心部位的热度也必然高于手、脚背，这是因为手、脚心热属阴虚内热，而手、脚背部热属病邪在表。这时若再用攻下法泻下实热，必然会使已经损伤的阴液进一步耗竭而加速患者的死亡。

所以，治疗当用复脉汤以滋养阴液，阴液恢复，阳气就可以有所依附，不至于导致阴离决而死亡。具体运用时，须去掉复脉汤中温补阳气的人参、桂枝、生姜、大枣，再加白芍以养血敛阴，所以定名为加减复脉汤。

汉代张仲景当时用复脉汤治疗的是伤于寒邪，阳气损伤而致的脉象结代病证，所以方中必须用人参、桂枝、生

34

姜、大枣等，以恢复血脉中的阳气。现在用该方治疗湿病过程中阴液耗竭而阳气偏亢的证候，所以就不能再用这些药物温补阳气了。采用古人的治法而用药又不能完全照搬古方，医生必须根据临床实际灵活加减变化。

二、温病误表，津液被劫，心中震震，舌强神昏，宜复脉法复其津液，舌上津回则生；汗自出，中无所主者，救逆汤主之。

误表动阳，心气伤则心震，心液伤则舌蹇，故宜复脉其津液也。若伤之太甚，阴阳有脱离之象，复脉亦不胜任，则非救逆不可。

【解读】 二、温病误用辛温之剂发汗解表，津液被劫灼耗损，以致出现心中悸动不宁，舌体强硬，神志昏迷等症状，治疗宜用加减复脉汤恢复其阴液。服药后如果患者舌面由干燥转为润泽，这是阴液有所恢复的表现，则预后良好。若患者不断出汗，心中空虚而慌乱无主的，应用救逆汤治疗。

温病误用辛温药物发汗解表，势必损伤阳气。心气受伤则心悸不宁；心液受伤则舌体强硬不灵活，所以治疗宜用加减复脉汤恢复津液。若阴液损伤太甚，阳气失去依附，阴阳有离决的表现，这时用加减复脉汤已不能胜任，必须用救逆汤治疗。

三、温病耳聋，病系少阴，与柴胡汤者必死，六、七日以后，宜复脉辈复其精。

温病无三阳经证，却有阳明腑证（中焦篇已申明腑证之由矣）、三阴脏证。盖脏者藏也，藏精者也。温病最善伤精，三阴实当其冲。如阳明结则脾阴伤而不行，脾胃脏腑切近相连，夫累及妻，理固然也，有急下以存津液一法。土实则水虚，浸假浸假：逐渐而累及少阴矣，耳聋、不卧等证是也。水虚则木强，浸假而累及厥阴矣，目闭、痉厥等证是也。此由上及下，由阳入阴之道路，学者不可不知。按温病耳聋，《灵》、《素》称其必死，岂少阳耳聋，竟至于死耶？经谓肾开窍于耳，脱精者耳聋，盖初则阳火上闭，阴精不得上承，清窍不通，继则阳亢阴竭，若再以小柴胡汤直升少阳，其势必至下竭上厥，不死何待！何时医悉以陶氏六书，统治四时一切疾病，而不究心于《灵》、《素》、《难经》也哉！瑭于温病六、七日以外，壮火少减，阴火内炽耳聋者，悉以复阴得效。曰宜复脉辈者，不过立法如此，临时对证，加减尽善，是所望于当其任者。

【解读】 　　三、温病出现耳聋，是足少阴肾阴精损伤的缘故，若误用小柴胡汤治疗，必然会导致病情的恶化。本证大多发生在温病六七日以后，宜用加减复脉汤之类的方剂治疗，以恢复其阴精。

温病过程中虽然没有《伤寒论》"六经"辨证中的太阳、少阳、阳明等三阳经的经证，但有阳明腑证（本书在中焦篇已经说明腑证的形成原因）和太阴、少阴、厥阴等三阴经的脏证。脏有藏的意思，具有储藏阴精的功能。温病最容易损伤阴精，所以在病程中三阴脏多首当其冲而先受损害。如阳明实热内结，则脾阴亦多受损而不能正常运行。因为脾胃同居中焦，位置邻近，相互联属，两者关系之密切如同生活中的夫妻，丈夫发生问题要连累到妻子，这是常理，所以对阳明热结阴伤证的治疗，可用急下以保存阴液的方法。位于中焦属土的阳明胃腑，一旦形成实热内结，就会消耗津液，并逐渐损伤下焦属水的足少阴肾阴，肾中阴精亏虚，则出现耳聋、不能入睡等症状。并且，肾阴亏虚则肝阳亢盛，病情就会逐渐由足少阴肾影响到足厥阴肝，以致出现两眼紧闭不喜睁、手足搐搦等症状。以上所说是病变从上而下，由属阳的腑传入属阴的脏的传变途径，后学者对这些传变规律必须全面了解。

四、劳倦内伤，复感温病，六、七日以外不解者，宜复脉法。

此两感治法也。甘能益气，凡甘皆补，故宜复脉。服二、三帖后，身不热而倦甚，仍加人参。

【解读】 四、平素劳倦太过，脏腑已受损伤，再感受湿邪而发生温病的患者，发病后六亡日病情仍不能缓解的，用加减复脉汤治疗。

这是先有内伤再感外邪的"两感"证的治疗方法。甘味药能补养正气，大凡七味药都具有一定的滋补作用，所以本证治疗宜用加减复脉汤类的方药。如果服药二三剂后，未见发热，精神倦怠较为显著的，则应在加减复脉汤中再加入人参。

五、温病已汗而不得汗，已下而热不退，六、七日以外，脉尚躁盛者，重与复脉汤。

已与发汗而不得汗，已与通里而热不除，其为汗下不当可知。脉尚躁盛，邪固不为药衰，正气亦尚能与邪气分争，故须重与复脉，扶正以敌邪，正胜则生矣。

【解读】 五、温病已经运用发汗方法治疗而没有能出汗，已经使用攻下方法治疗而身热仍然不退，病程经过

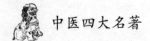

六七日之后，脉象仍然躁急有力的，用大剂量加减复脉汤治疗。

温病已经使用解表发汗的治法而没有能出汗，已经使用通里攻下的治法而身热仍然不退，显然这是运用发汗、攻下方法不当所致。若脉象仍然躁急有力，说明虽然邪热没有因发汗、攻下药物的作用而衰减，但正气也没有受到严重损伤而仍然能与邪气进行抗争。所以治疗必须使用大剂量的加减复脉汤，扶助正气以驱除邪气。只要正气能够战胜邪气，病情自然就会好转。

六、温病误用升散，脉结代，甚则脉两至者，重与复脉，虽有他证，后治之。

此留人治病法也。即仲景里急，急当救里之义。

【解读】　六、患温病时错误地使用了升散方药治疗，患者脉象出现结脉或代脉，甚至一呼一吸间脉仅搏动2次，应采用大剂量的加减复脉汤治疗。即使兼有其他证候，也要等到以后再治疗。

这是一种以保存人体正气为先的治疗方法。也正是张仲景所说的虽然有表证，但以里虚证为急时，治疗应当优先救治里虚的道理。

七、汗下后，口燥咽干，神倦欲眠，舌赤苔老，与复脉汤。

在中焦下后与益胃汤，复胃中津液，以邪气未曾深入下焦。若口燥咽干，乃少阴之液无以上供，神昏欲眠，有少阴但欲寐之象，故与复脉。

【解读】　七、温病经过发汗、攻下治疗之后，出现口燥无津，咽喉干燥，精神倦怠，想睡眠，舌质红赤，舌苔干而无津，用加减复脉汤治疗。

温病邪在中焦经过攻下治疗以后，一般宜选用益胃汤，以恢复胃中受伤的津液。这是因为此时中焦的邪热还没有深入到下焦的肝肾。若患者出现口中和咽喉干燥，则为下焦足少阴肾的阴液亏损，不能滋润于上所致。神倦不语而欲睡，与《伤寒论》所说的少阴病但欲寐的表现相似，所以应用加减复脉汤治疗。

八、热邪深入，或在少阴，或在厥阴，均宜复脉。

此言复脉为热邪劫阴之总司也。盖少阴藏精，厥阴必待少阴精足而后能生，二经均可主以复脉者，乙癸同源也。

加减复脉汤方（甘润存津法）

炙甘草（六钱）干地黄（六钱，按地黄三种用法：生地者，鲜地黄未晒干者也，可入药煮用，可取汁用，其性甘凉，上中焦用以退热存津；干地黄者，乃生地晒干，已为丙火炼过，去其寒凉之性，《本草》称其甘平；熟地制以酒与砂仁，九蒸九晒而成，是又以丙火、丁火合炼之也，故其性甘温。奈何今人悉以干地黄为生地，北人并不知世有生地，金谓干地黄为生地，而曰寒凉，指鹿为马，不可不辨）生白芍（六钱）麦冬（不去心，五钱）阿胶（三钱）麻仁（三钱，按柯韵伯谓：旧传麻仁者误，当系枣仁。彼从心悸动三字中看出传写之误，不为无见。今治温热，有取于麻仁甘益气，润去燥，故仍从麻仁）

水八杯，煮取八分三杯，分三次服。剧者加甘草至一两，地黄、白芍八钱，麦冬七钱，日三夜一服。

救逆汤方（镇摄法）

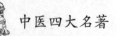

即于加减复脉汤内去麻仁，加生龙骨四钱，生牡蛎八钱，煎如复脉法。脉虚大欲散者，加人参二钱。

【解读】　八、温病邪热深入于内，或侵犯足少阴肾，或侵犯足厥阴肝，均应用加减复脉汤治疗。

这里所说的加减复脉汤治法，是温病邪热劫灼下焦真阴的基本治疗大法。因为足少阴肾内藏阴精，足厥阴肝的功能活动，必须在充足的足少阴肾精滋养下才能正常发挥。足少阴肾经和足厥阴肝经的病变，都可用加减复脉汤治疗，就是因为"乙癸同源"的缘故。

加减复脉汤（甘润存津法）

炙甘草 18 克干地黄 18 克（按：地黄有 3 种使用方法：生地黄即没有晒干的鲜地黄，既可入煎剂煎煮内服，又可捣烂取汁内服。

生地黄性味甘寒，温病上、中焦病证可以用其祛邪退热，保存津液。干地黄即晒干的生地黄，由于经过太阳的曝晒，去掉了寒凉之性，所以本草书中称它的性味甘平。熟地黄是用干地黄加酒和砂仁，经过 9 次蒸煮和 9 次曝晒制成。由于它既经过太阳的曝晒，又经过炭火的蒸煮，所以性味甘温。

遗憾的是现在某些医生都把干地黄当做生地黄，北方的医生甚至不知道世界上有生地黄这味药，都把干地黄称为生地黄，并认为它的性味寒凉，这实在是犯了指鹿为马的错误。临床运用时不可不辨别清楚）生白芍 18 克麦冬（不去心）15 克阿胶 9 克麻仁 9 克（按：柯韵伯说，过去传说复脉汤中用的是火麻仁其实是错误的，应该是酸枣仁。他是从复脉汤所主证候中有"心动悸" 3 字中看出是抄写流传的错误，也是没有道理。现在用本方治疗温病，需要用火麻仁的味扩补气和质润去燥作用，所以方中仍用火麻仁）。

上药用水 8 杯，煎煮至 3 杯，分 3 次服下。病情较重的，甘草的用量可增加至 30 克，地黄、白芍加至 24 克，麦冬加至 21 克。白天服药 3 次，夜间服药 1 次。

救逆汤方（镇慑法）

即加减复脉汤中去火麻仁，加生龙骨 12 克、生牡蛎 34 克，煎法与加减复脉汤相同。脉象虚大欲散的，再加人参 6 克。

九、下后大便溏甚，周十二时三、四行，脉仍数者，未可与复脉汤，一甲煎主之；服一二日，大便不溏者，可与一甲复脉汤。

下后法当数日不大便，今反溏而频数，非其人真阳素虚，即下之不得其道，有亡阴之虑。若以复脉滑润，是以存阴之品，反为泻阴之用。故以牡蛎一味，单用则力大，即能存阴，又涩大便，且清在里之余热，一物而三用之。

一甲煎（咸寒兼涩法）

生牡蛎（二两，碾细）

水八杯，煮取三杯，分温三服。

一甲复脉汤方

即于加减复脉汤内，去麻仁，加牡蛎一两。

【解读】 九、温病经过攻下治疗后，大便稀溏比较严重，一昼夜间三四次，脉象仍然呈现数脉的，不可用加减复脉汤，应当用一甲煎治疗。服药一二日后，如大便已不再稀溏，可改用一甲复脉汤治疗。

温病经过攻下治疗后，按照常理应该停数天不大便，现在反而大便稀溏，而且次数较多，这种现象不是患者平素真阳虚弱，就是攻下法使用不当引起的，有导致阴液衰亡的可能。这时若用滋养阴液而质地滑润的加减复脉汤治疗，反会引起阴液更加耗伤。所以治疗只用牡蛎一味，单独使用则药专力宏，既能保存阴液，又能固涩大便，而且还能清泄在里的余热。虽只用一味药，却能发挥三方面的治疗作用。

一甲煎（咸寒兼涩法）

生牡蛎（碾成细末）60克

上药用水8杯，煎煮成3杯，分3次温服。

一甲复脉汤方

即在加减复脉汤中去火麻仁，加牡蛎30克。

十、下焦温病，但大便溏者，即与一甲复脉汤。

温病深入下焦劫阴，必以救阴为急务。然救阴之药多滑润，但见大便溏，不必待日三、四行，即以一甲复脉法，复阴之中，预防泄阴之弊。

【解读】　十、下焦温病，只要出现大便稀溏的，就可用一甲复脉汤治疗。

温病邪热深入下焦劫灼肾阴，此时的治疗，必须以救阴液为当务之急。但是滋补阴液的药物大多质地滑润，所以下焦温病只要出现大便稀溏，不必等待病情发展到大便每日三四次，就可使用一甲复脉汤治疗。因为本方在恢复阴液的同时，还有预防阴液下泄的功效。

十一、少阴温病，真阴欲竭，壮火复炽，心中烦，不得卧者，黄连阿胶汤主之。

按前复脉法为邪少虚多之治。其有阴既亏而实邪正盛，甘草即不合拍。心中烦，阳邪挟心阳独亢于上，心体之阴，无容留之地，故烦杂无奈；不得卧，阳亢不入于阴，阴虚不受阳纳，虽欲卧得乎！此证阴阳各自为道，不相交互，去死不远，故以黄芩从黄连，外泻壮火而内坚真阴；以芍药从阿胶，内护真阴而外捍亢阳。名黄连阿胶汤者，取一刚以御外侮，一柔以护内主之义也。其交关变化神明不测之妙，全在一鸡子黄，前人训鸡子黄，金谓鸡为巽木，得心之母气，色赤入心，虚则补母而已，理虽至当，殆未尽其妙。盖鸡子黄有地球之象，为血肉有情，生生不已，乃奠安中焦之圣品，有甘草之功能，而灵于甘草；其正中有孔，故能上通心气，下达肾气，居中以达两头，有莲子之妙用；其性和平，能使亢者不争，弱者得振；其气焦臭，故上补心；其味甘咸，故下补肾；再释家有地水风火之喻，此证大风一起，荡然无余，鸡子黄镇定中焦，通彻上下，合阿胶能预熄内风之震动也。然不知人身阴阳相抱之义，必未能识仲景用鸡子黄之妙，谨将人身阴阳生死寤寐图形，开列于后，以便学者入道有阶也。

黄连阿胶汤方（苦甘咸寒法）

黄连（四钱）黄芩（一钱）阿胶（三钱）白芍（一钱）鸡子黄（二枚）

水八杯，先煮三物，取三杯，去滓，纳胶烊尽，再纳鸡子黄，搅令相得，日三服。

【解读】 十一、温病邪热传入下焦足少阴肾，真阴耗损将要枯竭，而邪火仍然炽盛，症见心烦不宁，不能入睡的，用黄连阿胶汤治疗。

按：前面所说的加减复脉汤法，是用于温热实邪已经衰微，而阴液耗伤较为明显的邪少虚多证的治疗方法。本条所说的是阴液虽已亏虚，但温热实邪仍然炽盛的证候，因此加减复脉汤中的甘草就不适用了。本证出现的心烦不宁，是由于阳热实邪夹心火炽盛于上，心阴严重消耗，阴阳不能交通，因而见有心中烦躁不适的症状；不能入睡，是因为阳气亢盛不能进入阴分，阴液亏虚又不能接受阳气进入，因此即使想睡，又怎么能够入睡呢？

本症在病机上阴阳都已经产生病变，不能相互协调而保持动态平衡，所以病情严重，极易导致死亡。所以治疗用黄芩配合黄连，清泻在外的实火而坚敛在内的真阴；用白芍配合阿胶，保护内在真阴而平抑亢盛于外的阳热。

方名之所以称黄连阿胶汤，是取黄连性味之刚强以抗御侵扰心经的邪热，阿胶性味之柔润以保护心脏阴液的意思。本方交通心肾、调和阴阳作用的奥妙之处，全在于用了鸡子黄这味药。

前人在讲鸡子黄时都说：鸡属于八卦中的"巽"针，与风木相应。由于肝属木，心属火，而木能生火，所以属于风木的鸡，便自然获得了能生心火的母气。因为它色呈红赤，所以能够入心经。前人所说的这些内容，只不过是子虚补母的道理，虽然道理正确，但没有说清楚其中的奥妙所在。

鸡子黄有地球的形象，属于血肉有情一类的药物，具有生生不断的特性，是安定中焦的理想药物。既有甘草的功能而又优于甘草。因为它正中有孔，所以能上通心气，下达肾气，安定中焦而又能通达到上焦和下焦，有类似莲

子的奇妙功用。鸡子黄性味和平，能使偏亢的阳气不再炽
盛，虚弱的真阴得到恢复；其气味焦臭，所以能上补心
阴；其味甘而咸，所以又能下补肾阴。

此外，佛教有地上的水可被风火消灼的比喻，本证若
一旦出现肝风内动的变化，则阴液必然会被完全消灼干
净，而鸡子黄能镇守并安定中焦，可通达上下心肾，配合
阿胶就能预防虚风内动的发生。如果人们不了解阴阳相互
依存、相互协调的道理，就必然不能理解张仲景在黄连阿
胶汤中用鸡子黄的奥妙所在。

黄连阿胶汤（苦甘咸寒法）

黄连 12 克 阿胶 9 克 黄芩 3 克 白芍 3 克 鸡子黄 2 个

取水 8 杯，先煎煮黄连、黄芩、白芍 3 味药，煎成药
液 3 杯后去掉药渣，加入阿胶并使其完全溶化，再加入鸡
子黄，搅拌调匀，1 日分 3 次服。

十二、夜热早凉，热退无汗，热自阴来者，青蒿鳖甲
汤主之。

夜行阴分而热，日行阳分而凉，邪气深伏阴分可知；
热退无汗，邪不出表而仍归阴分，更可知矣，故曰热自阴
分而来，非上中焦之阳热也。邪气深伏阴分，混处气血之
中，不能纯用养阴，又非壮火，更不得任用苦燥。故以鳖
甲蠕动之物，入肝经至阴之分，既能养阴，又能入络搜
邪；以青蒿芳香透络，从少阳领邪外出；细生地清阴络之
热；丹皮泻血中之伏火；知母者，知病之母也，佐鳖甲、
青蒿而成搜剔之功焉。再此方有先入后出之妙，青蒿不能
直入阴分，有鳖甲领之入也；鳖甲不能独出阳分，有青蒿
领之出也。

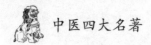

青蒿鳖甲汤方（辛凉合甘寒法）

青蒿（二钱）鳖甲（五钱）细生地（四钱）知母（二钱）丹皮（三钱）

水五杯，煮取二杯，日再服。

【解读】　十二、夜间发热，清晨热退身凉，热退时不伴有出汗，属邪热从阴分而来的，用青蒿鳖甲汤治疗。

卫气夜间循行于阴分时出现发热，白天循行于阳分时热退身凉，说明发热是邪热深伏于阴分引起的；热退时不出汗，说明邪热没有随汗从肌表外出而仍然深伏于阴分，所以说这种邪热显然是从阴分而来，并不是上焦或中焦的阳热之邪。病邪深伏在人体的阴分，混处在气血之中，治疗既不能单用养阴的方法，又因为不是壮盛的实火，所以更不能过分地使用苦燥药物。

因此，用取自善于蠕动的鳖的甲壳，深入肝经并达于人体阴分，既能滋养阴液，又能深入血络搜索病邪，用气味芳香的青蒿透达脉络中邪气，并可引导邪气经少阳经排出体外；用细生地黄清解阴经血络中的热邪；牡丹皮清泻深伏在血分的火邪；所谓知母，顾名思义，就是能知道病变产生的根源，它与鳖甲、青蒿相配合，可共同发挥搜寻、驱逐病邪的功能。

此外，本方的作用还有先入于里然后出外的奥妙。青蒿不能直接进入阴分，但鳖甲能够引导它深入阴分；鳖甲不能独自外出阳分，但青蒿可以引导它外出阳分。

青蒿鳖甲汤方（辛凉合甘寒法）

青蒿6克知母6克鳖甲15克细牛地黄12克牡丹皮9克

上药用水5杯，煎煮成2杯，1日分2次服。

十三、热邪深入下焦，脉沉数，舌干齿黑，手指但觉蠕动，急防痉厥，二甲复脉汤主之。

此示人痉厥之渐也。温病七、八日以后，热深不解，口中津液干涸，但觉手指掣动，即当防其痉厥，不必俟其已厥而后治也。故以复脉育阴，加入介属潜阳，使阴阳交纽，痉厥不可作也。

二甲复脉汤方（咸寒甘润法）

即于加减复脉汤内，加生牡蛎五钱、生鳖甲八钱。

【解读】　十三、热邪深入下焦肝肾，脉象沉数，舌面干燥，牙齿焦黑，只觉手指蠕动，急需防止痉厥的发生，用二甲复脉汤治疗。

这里主要提示人们了解痉厥发生的早期表现。温病发病七八日以后，热邪深入而不能外解，内现口中干燥无津，只觉手指时常不自主地蠕动时就应当采取有效措施防止痉厥的发生，不必等到痉厥症状非常明显后才开始治疗。所以治疗用加减复脉汤滋养阴液，再加入介类药物潜阳熄风，使阴阳能够相互协调，这样就可以避免痉厥的发生。

二甲复脉汤（咸寒甘润法）

即在加减复脉汤中再加入生牡蛎15克、生鳖甲24克。

十四、下焦温病，热深厥甚，脉细促，心中憺憺大动，甚则心中痛者，三甲复脉汤主之。

前二甲复脉，防痉厥之渐；即痉厥已作，亦可以二甲复脉止厥。兹又加龟板名三甲者，以心中大动，甚则痛而然也。心中动者，火以水为体，肝风鸱张，立刻有吸尽西江之势，肾水本虚，不能济肝而后发痉，既痉而水难猝补，心之本体欲失，故憺憺然而大动也。甚则痛者，"阴维为病主心痛"，此证热久伤阴，八脉丽于肝肾，肝肾虚而累及阴维故心痛，非如寒气客于心胸之心痛可用温通。故以镇肾气、补任脉、通阴维之龟板止心痛，合入肝搜邪之二甲，相济成功也。

三甲复脉汤方（同二甲汤法）

即于二甲复脉汤内，加生龟板一两。

【解读】 十四、温病热邪传入下焦肝肾，由于邪热深入，以致四肢抽搐厥冷的症状非常严重，脉象细小而短促、心中剧烈跳动，甚至出现心中疼痛的，用三甲复脉汤治疗。

前面所说的二甲复脉汤法，主要作用是防止痉厥的发生，但即使痉厥已经发生了，也可用二甲复脉汤熄风止痉。本法在上方中加入龟甲，并定名为三甲复脉汤，主要是因为出现心中剧烈跳动，甚至心中疼痛的症状。心中剧烈跳动的原因是，在生理上心火依赖肾水的滋养，本证肝风大动，有立刻耗尽肾水的趋势，而肝风内动引起的痉厥，又起因于肾水亏虚不能滋养肝木。

因此，当痉厥已经发生，耗损的肾水又难以在短时间内得到恢复，心脏失去了肾水的滋养，所以产生了心中剧烈跳动的症状。病情严重的患者还会出现心中疼痛，正如《内经》所说"阴维脉病变的主要表现是心痛"，本证邪热久留不解，损伤肝肾真阴，出于人体奇经八脉都隶属于肝肾，肝肾阴虚就会累及阴维脉，以致出现心中疼痛的症状。

这种心痛在治疗上不同于寒邪侵犯心胸的心痛可用温通的方法，所以采用具有潜镇肾气、滋补任脉、通调阴维脉作用的龟甲治疗心痛，再配合能入肝搜邪的鳖甲、牡蛎，三者协同发挥作用，可望获得良好的治疗效果。

三甲复脉汤方（同二甲复脉汤法）

即在二甲复脉汤中再加龟甲30克。

十五、既厥且哕（俗名呃忒），脉细而劲，小定风珠主之。

温邪久踞下焦，烁肝液为厥，扰冲脉为哕，脉阴阳俱减则细，肝木横强则劲，故以鸡子黄实土而定内风；龟板补任（谓任脉）而镇冲脉；阿胶沉降，补液而熄肝风；淡菜生于咸水之中而能淡，外偶内奇，有坎卦之象，能补阴中之真阳，其形翕阖，故又能潜真阳之上动；童便以浊液仍归浊道，用以为使也。名定风珠者，以鸡子黄宛如珠形，得巽木之精，而能熄肝风，肝为巽木，巽为风也。龟亦有珠，具真武之德而镇震木。震为雷，在人为胆，雷动未有无风者，雷静而风亦静矣。亢阳直上巅顶，龙上于天也，制龙者，龟也。古者豢龙御龙之法，失传已久，其大要不出乎此。

小定风珠方（甘寒咸法）

鸡子黄（生用，一枚）真阿胶（二钱）生龟板（六钱）童便（一杯）淡菜（三钱）

水五杯，先煮龟板、淡菜得二杯，去滓，入阿胶，上火烊化，纳鸡子黄，搅令相得，再冲童便，顿服之。

【解读】 十五、下焦温病既有手足发痉厥冷，又见

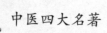

呃逆频频（俗称打呃忒），脉象细而弦劲有力的，用小定风珠治疗。

湿邪留滞下焦日久，消烁肝脏阴液则出现手足发痉厥逆，病变影响冲脉则导致呃逆频频，脉细是阴阳气血都已虚衰的表现，又因肝风内动则自细而弦劲有力。所以方中用鸡子黄培补脾胃而镇静肝风，用龟甲滋补任脉而潜镇冲脉；阿胶药性沉降，能够滋补阴液而内熄肝风；淡菜虽生长在咸味的海水中，却味道清淡，它的结构外面成双而内部却是单个，很像八卦中坎卦的形状，所以能补养少阴肾中的真阳；它的外形呈收敛关合的状态所以又能潜镇下焦真阳的向上冲逆；童便属于浊液，因浊液易归下焦浊道，故以它作为使药。

本方之所以命名为定风珠，是因为方中鸡子黄很像珠子的形状，它获得了与八卦中巽卦相应的木之精华，所以能够平熄肝风。按五行归类，肝与属巽卦的木相对应，巽卦又同时主风。龟能生蛋，蛋也有珠子的外形，它如同传说中威震北方的真武神灵一样能镇住与震卦相应的木。震卦与雷相应，在人体与胆相对应，天上打雷的时候没有不起风的，一旦雷声停止，风也就随之平静。亢盛的阳气向上直达巅顶部位，就像龙在天上游动一般，而能够制伏龙的只有龟。古代就有驯养龙的方法，虽然早已失传，但其精华大致如此。

小定风珠方（甘寒咸法）

鸡子黄（生用）1 枚真阿胶 6 克生龟甲 18 克童便 1 杯淡菜 9 克

上药用水 5 杯，先煮龟甲、淡菜，煎至药液剩 2 杯时去掉药渣，加上阿胶，继续放在炉火上加温使其完全溶化，然后加入鸡子黄，并搅拌调匀最后冲入童便，1次服下。

十六、热邪久羁，吸烁真阴，或因误表，或因妄攻，神倦瘛疭，脉气虚弱，舌绛苔少，时时欲脱者，大定风珠主之。

此邪气已去八、九，真阴仅存一、二之治也。观脉虚苔少可知，故以大队浓浊填阴塞隙，介属潜阳镇定。以鸡子黄一味，从足太阴，下安足三阴，上济手三阴，使上下交合，阴得安其位，斯阳可立根基，俾阴阳有眷属一家之义，庶可不致绝脱欤！

大定风珠方（酸甘咸法）

生白芍（六钱） 阿胶（三钱） 生龟板（四钱） 干地黄（六钱） 麻仁（二钱） 五味子（二钱） 生牡蛎（四钱） 麦冬（连心，六钱） 炙甘草（四钱） 鸡子黄（生，二枚） 鳖甲（生，四钱）

水八杯，煮取三杯，去滓，再入鸡子黄，搅令相得，分三次服。喘加人参，自汗者加龙骨、人参、小麦，悸者加茯神、人参、小麦。

【解读】 十六、热邪久留不解，消烁耗损下焦肾阴，或因为误用辛温解表，或因为滥用苦寒攻下，导致患者精神委靡困倦，手足搐搦，脉象虚弱无力，舌质红绛而苔少，随时都会发生虚脱现象的，可用大定风珠治疗。

这是邪热已经去除十之八九，而肾中真阴只剩十之一二的治疗方法。从患者见有脉象虚弱、舌苔少等症状可以明确，本证以真阴虚为主，所以用大量味浓质稠的药物以

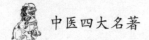

填补真阴，补充不足；用甲壳类药物熄风潜阳，镇定止痉。方中用鸡子黄这味药，作用于中焦足太阴，并能向下安定足三阴经，向上接济手三阴经，使经络上下交通相济，则阴液能正常内藏而不被耗损，阳气便有了立足的基础。只要能使阴阳如同夫妻一样相互协调、相互依存，便可避免阴竭阳脱的危险证候出现。

大定风珠方（酸甘咸法）

生白芍18克阿胶9克生龟甲12克干地黄18克火麻仁6克五味子6克生牡蛎12克麦冬（连心）8克炙甘草12克鸡子黄（生）2个鳖甲（生用）12克

上药用水8杯，煎煮成3杯，去掉药渣，再加入鸡子黄搅拌和匀，1日内分3次服下。如果兼见气喘的加入人参，兼见自汗的加入龙骨、人参、小麦，兼见心悸的加入茯神、人参、小麦。

十七、壮火尚盛者，不得用定风珠、复脉。邪少虚多者，不得用黄连阿胶汤。阴虚欲痉者，不得用青蒿鳖甲汤。

此诸方之禁也。前数方虽皆为存阴退热而设，其中有以补阴之品为退热之用者；有一面补阴，一面搜邪者；有一面填阴，一面护阳者。各宜心领神会，不可混也。

【解读】 十七、下焦温病邪火仍然炽盛的，不能用大、小定风珠及加减复脉汤等方剂治疗。邪火已弱而阴虚较重的，不能用黄连阿胶汤治疗。阴液亏虚将要发生痉厥的，不能用青蒿鳖甲汤治疗。

本条说的是下焦温病常用方剂的使用禁忌。前面所列的几个方剂，虽然都是以保存阴液、祛除邪热为治疗目的，但具体作用并不相同，有的方剂是用补阴药物来达到退热的目的；有的方剂是一面滋补阴液，一面搜除病邪；还有的方剂是一面填补真阴，一面保护阳气。因此，临床血细心体会各方剂的作用特点，不可混淆乱用。

十八、痉厥神昏，舌短，烦躁，手少阴证未罢者，先与牛黄紫雪辈，开窍搜邪；再与复脉汤存阴，三甲潜阳，临证细参，勿致倒乱。

痉厥神昏，舌蹇烦躁，统而言之为厥阴证。然有手经足经之分，在上焦以清邪为主，清邪之后，必继以存阴；在下焦以存阴为主，存阴之先，若邪尚有余，必先以搜邪。手少阴证未罢，如寸脉大，口气重，颧赤，白睛赤，热壮之类。

【解读】　十八、温病手足抽搐，四肢厥冷，神态昏迷，舌体短缩，烦躁不安，如果手少阴心包证候还没有完全解除的，治疗应先用安宫牛黄丸、紫雪丹之类的方剂，以开通心窍、搜除病邪；然后再用加减复脉汤滋养阴液，牡蛎、鳖甲、龟甲等三甲熄风潜阳。临床辨证必须根据具体情况仔细分析，治疗次序不可颠倒紊乱。

温病出现手足抽搐，四肢厥冷，神志昏迷，舌体转动不利，烦躁不安等症状，总体来说都属于厥阴证范畴。但厥阴证又有手厥阴经病变和足厥阴经病变之分：邪在上焦的手厥阴病证，治疗必须以清泄邪热为主，邪热清除之后还必须继续滋补阴液；邪在下焦的足厥阴病证，治疗则以保存阴液为主，但如邪热仍然较盛，则养阴之前又必须先搜除病邪。手少阴心经病变没有解除的证候表现，可见寸脉较大，口中热臭气重，两颧红赤，眼睛白睛发红，身热

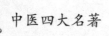

较高等。

十九、邪气久羁，肌肤甲错，或因下后邪欲溃，或因存阴得液蒸汗，正气已虚，不能即出，阴阳互争而战者，欲作战汗也，复脉汤热饮之。虚盛者加人参；肌肉尚盛者，但令静，勿妄动也。

按：伤寒汗解必在下前，温病多在下后。缚解而后得汗，诚有如吴又可所云者。凡欲汗者，必当先烦，乃有汗而解。若正虚邪重，或邪已深入下焦，得下后里通；或因津液枯燥，服存阴药，液增欲汗，邪正努力纷争，则作战汗，战之得汗则生，汗不得出则死。此系生死关头，在顷刻之间。战者，阳极而似阴也，肌肤业已甲错，其津液之枯燥，固不待言。故以复脉加人参助其一臂之力，送汗出表。若其人肌肤尚厚，未至大虚者，无取复脉之助正，但当听其自然，勿事骚扰可耳，次日再议补阴未迟。

【解读】 十九、下焦温病邪气久留不解，患者皮肤干糙起屑，此时或者由于运用攻下法后邪热将要向外溃散，或者因为经过滋阴法治疗后阴液得以恢复将要蒸汗外出，但因正气已经亏虚，无力鼓动阴液而不能即刻汗出，待正气来复，邪正剧烈交争，患者出现全身战栗症状的，是将要发生战汗的表现，治疗可用加减复脉汤趁热服下。如果正气虚弱较甚的，再加人参；如果患者形体还比较丰满的，只需让患者安静休息，不要随意打扰。

按：一般而言，伤寒病能够通过出汗而使病邪解除的，大多发生在攻下法运用之前；温病治疗过程中，这种情况多出现在攻下法运用之后。确实如同吴又可所说的那样，搏结之邪外解之后才能出汗。

大凡患者将要出汗的时候，必然先出现烦躁不安，而后才出汗并使邪气外解。如果患者气既虚而邪气又重，或邪气已经深入下焦，通过攻下后里气得通；或者因为津液枯涸干燥，服用滋阴方药后阴液恢复而将要作汗，这时邪正剧烈交争，便可导致战汗的发生。

如果战栗后全身出汗，则预后大多良好；如果战栗后汗不得外出，则预后大多不良。可见战汗是关系到生死存亡的紧要关头，生死变化就在顷刻之间。战栗是人体阳气郁积到极点而产生的一种状似阴证的表现，患者既然皮肤干糙起屑，其津液已经枯涸干燥，已是非常明显的现象。所以治疗用加减复脉汤再加人参以助正气抗邪之力，促进汗液从肌肤外出。

如果患者形体还比较丰满厚实，尚没有达到十分虚弱的程度，则不必用加减复脉汤以扶助正气，只要任其自然，安静休息，旁人不要惊动干扰，等到第二日再考虑滋补阴液也不为迟。

二十、时欲漱口不欲咽，大便黑而易者，有瘀血也，犀角地黄汤主之。邪在血分，不欲饮水，热邪燥液口干，又欲求救于水，故但欲漱口，不欲咽也。瘀血溢于肠间，血色久瘀则黑，血性柔润，故大便黑而易也。犀角味咸，入下焦血分以清热，地黄去积聚而补阴，白芍去恶血、生新血，丹皮泻血中伏火，此蓄血自得下行，故用此轻剂以调之也。

犀角地黄汤方（甘咸微苦法）

干地黄（一两）生白芍（三钱）丹皮（三钱）犀角（三钱）

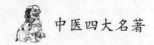

水五杯，煮取二杯，分二次服，渣再煮一杯服。

【解读】 二十、患者不时用水漱口但又不愿下咽，大便色黑而容易解出，这是内有瘀血的表现。用犀角地黄汤治疗。

温病邪入血分，大多不想喝水，但因热邪耗伤津液而口中干燥，又想求救下水，所以出现只想用水漱口而不愿下咽的症状。由于摄血流阻于肠道，血色因瘀滞日久而变为黑色，血液性质柔润，所以大便色黑而易于解出。本方中犀角味咸，能深入下焦血分以清泄邪热；地黄能祛除瘀血积聚而又滋补阴液；白芍可祛除瘀血，滋生新血；牡丹皮能泄伏藏于血分中的邪热，4药合用则蓄结于肠道的瘀血就能下行外解，所以选用犀角地黄汤这一活血化瘀轻剂进行调治。

犀角地黄汤方（甘咸微苦法）

干地黄30克生白芍9克牡丹皮9克犀角9克

上药用水5杯，煎煮成2杯，分2次服，药渣再加水煎成1杯服。

二十一、少腹坚满，小便自利，夜热昼凉，大便闭，脉沉实者，畜血也，桃仁承气汤主之，甚则抵当汤。

少腹坚满，法当小便不利，今反自利，则非膀胱气闭可知。夜热者，阴热也；昼凉者，邪气隐伏阴分也。大便闭者，血分结也。故以桃仁承气通血分之闭结也。若闭结太甚，桃仁承气不得行，则非抵当不可，然不可轻用，不得不备一法耳。

桃仁承气汤方（苦辛咸寒法）

大黄（五钱）芒硝（二钱）桃仁（三钱）当归（三

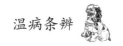

钱）芍药（三钱）丹皮（三钱）

水八杯，煮取三杯，先服一杯，得下止后服，不知再服。

抵当汤方（飞走攻络苦咸法）

大黄（五钱）虻虫（炙干为末，二十枚）桃仁（五钱）水蛭（炙干为末，五分）

水八杯，煮取三杯，先服一杯，得下止后服，不知再服。

【解读】　二十一、下焦温病小腹部坚硬胀满，小便正常，入夜身体发热，白天热退身凉，大便秘结，脉象沉实有力的，属于下焦蓄血证，用桃仁承气汤治疗，病情严重的可用抵当汤治疗。

一般而言，患者小腹部坚硬胀满，应当小便不利，现在反而正常通利，说明本证不是由膀胱气化功能闭阻引起。夜间发热，是邪在阴分发热的特点；白天热退身凉，是邪热隐藏潜伏于阴分所致。大便秘结不通，是瘀血内结的表现。所以，治疗用桃仁承气汤通导血分的淤滞。如果血分瘀血蓄结程度严重，用桃仁承气汤不能使瘀血破散，则必须用抵当汤才能奏效，但抵当汤不可随便使用，这里仅作为临床必备的一种治法提出来以便应急。

桃仁承气汤方（苦辛咸寒法）

大黄15克芒硝6克桃仁当归芍药牡丹皮各9克

上药用水8杯，煎煮成3杯，先服1杯。服药后如果大便得通，则停服余下的药物；如果服药后没有反应，则继续服药。

抵当汤方（飞走攻络苦咸法）

虻虫（炙干燥后磨为粉末）20枚大黄桃仁各15克水蛭（炙干燥后磨为粉末）1.5克

上药用水8怀，煎煮成3杯，先服1杯，如果服药后大便下利，则停服余下的药物；如果没有反应，则继续服药。

二十二、温病脉，法当数，今反不数而濡小者，热撤里虚也。里虚下利稀水，或便脓血者，桃花汤主之。

温病之脉本数，因用清热药撤其热，热撤里虚，脉见濡小，下焦空虚则寒，即不下利，亦当温补，况又下利稀水脓血乎！故用少阴自利，关闸不藏，堵截阳明法。

桃花汤方（甘温兼涩法）

赤石脂（一两，半整用煎，半为细末调）炮姜（五钱）白粳米（二合）

水八杯，煮取三杯，去渣，入石脂末一钱五分，分三次服。若一服愈，余勿服。虚甚者加人参。

【解读】 二十二、温病的脉象，按常理应该是数脉，现在反而不数并且脉濡而小的，是邪热已经消退而脏腑虚弱的表现。因脏腑虚弱而大便下利稀水，或者大便如脓血样的，用桃花汤治疗。

温病的脉象应该是数脉，由于病程中运用清热药清解邪热，邪热虽然消退，但脏腑正气已经虚弱，所以脉象表现为濡而小，下焦阳气虚弱就会出现寒象，即使不出现大便下利的症状，也应该使用温补的治疗方法，何况本证已经出现了泄泻稀水和脓血样的大便呢！所以采用治疗少阴病泄泻不止，肛门关闸不固的堵涩阳明肠腑的方法。

桃花汤方（甘温兼涩法）

赤石脂 30 克（一半整用入煎剂，一半磨成细末调服）炮姜 15 克白粳米 60 兑

上药用水 8 杯，煎煮成 3 杯，去掉药渣后加入赤石脂粉末 4.5 克，分 3 次服。如果服 1 剂后病已痊愈，剩下的药就不必再服。里虚严重的加人参。

二十三、温病七、八日以后，脉虚数，舌绛苔少，下利日数十行，完谷不化，身虽热者，桃花粥主之。

上条以脉不数而濡小，下利稀水，定其为虚寒而用温涩。此条脉虽数而日下数十行，至于完谷不化，其里邪已为泄泻下行殆尽。完谷不化，脾阳下陷，火灭之象；脉虽数而虚，苔化而少，身虽余热未退，亦虚热也，纯系关闸不藏见证，补之稍缓则脱。故改桃花汤为粥，取其逗留中焦之意，此条认定完谷不化四字要紧。

桃花粥方（甘温兼涩法）

人参（三钱）炙甘草（三钱）赤石脂（六钱，细末）白粳米（二合）

水十杯，先煮参、草得六杯，去渣，再入粳米煮得三杯，纳石脂末三钱，顿服之。利不止，再服第二杯，如上法；利止停后服。或先因过用寒凉，脉不数，身不热者，加干姜三钱。

邪热不杀谷，亦有完谷一证，不可不慎，当于脉之虚实并兼现之证辨之。

【解读】 二十三、温病发病七八日以后，脉象虚弱而数，舌质红绛而少苔，大便下利 1 日数十次，粪便中夹有没消化的食物，患者即使仍有发热，也应用桃花粥治疗。

上条依据患者脉象不数，濡而细小，大便下利稀水等表现，确诊为虚寒证而用温涩的方法治疗。本条患者脉象虽为数脉，但其大便下利1日数十次，甚至类便中夹有没消化的食物，显然其在里的邪气已经通过频繁下利而全部排出体外。粪便中夹有没消化的食物，是脾阳下陷，阳气衰微的征象；脉象虽然为数脉却虚弱无力，舌苔消退而少，身体虽有余热未退，但仍是虚热之证，完全是属于大肠关门不力，失于禁固的表现，如果不能及时用补涩的方法治疗，就有可能出现滑脱不禁。之所以将桃花汤改变剂型为粥，是为了使药性逗留在中焦的时间更长。本条识证的关键就在于"完谷不化"这4个字。

桃花粥方（甘温兼涩法）

人参炙甘草各9克赤石脂18克（研成细末入药）白粳米60克

上药加水10杯，先煎人参、甘草，煎取药液6杯，去掉药渣，再加入粳米继续煎煮，最后煎取药液3杯，加入赤石脂末9克，1次服下。如果大便下利不止，再服第2杯，方法如上；如果下利停止，则停服余下药物。如在本证发生之前过度使用了寒凉药物，以致脉象不数，身体也不发热的再加干姜9克。

二十四、温病少阴下利，咽痛胸满心烦者，猪肤汤主之。

此《伤寒论》原文。按温病热入少阴，逼液下走，自利咽痛，亦复不少，故采录于此。柯氏云：少阴下利，下焦虚矣。少阴脉循喉咙，其支者出络心，注胸中，咽痛胸满心烦者，肾火不藏，循经而上走于阳分也；阳并于上，阴并于下，火不下交于肾，水不上承于心，此未济之象。猪为水畜而津液在肤，用其肤以除上浮之虚火，佐白蜜、白粉之甘，泻心润肺而和脾，滋化源，培母气，水升火降，上热自除，而下利自止矣。

猪肤汤方（甘润法）

猪肤（一斤，用白皮从内刮去肥，令如纸薄）

上一味，以水一斗，煮取五升，去渣，加白蜜一升，白米粉五合，熬香，和令相得。

【解读】　二十四、温病邪入下焦少阴，大便下利，咽喉疼痛，脑中满闷，心烦不安的，用猪肤汤治疗。

这是《伤寒论》的一条原文。温病邪热传入下焦少阴，逼迫阴液下行，见有大便下利，咽喉疼痛症状的，临床并不少见，所以特将这条原文抄录在这里。柯韵伯曾经说过："少阴病出现下利，是小于下焦虚寒所致。"足少阴肾经向上循行到咽喉，它的支脉连络到心，并进入胸中。本证所见的咽喉疼痛，胸中满闷，心烦不安等症，就是由于肾中之火不能潜藏，沿着少阴经脉浮越到上部属阳的部位，以致阳气行于上，阴液流于下，心火不能下交于肾水，肾水不能上承于心火，这是一种水火不能相济的现象。猪按五行归类是属于水的牲畜，它的津液主要保存在皮肤中，所以治疗用猪肤以消除上浮的虚火，配合甘味的白蜜、白米粉，以泻心火，润肺燥而调和脾胃。各药合用则能滋补阴液化生之源，培补脾胃之母的心火，使肾水能升，心火得降，则浮越于上的虚热自能消除，而下利也能自然停止。

猪肤汤方（甘润法）

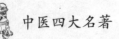

猪肤 500 克（用洁白的猪皮，尽量将里面的肥肉油脂刮净，使它薄如纸一样）水 0.5 升、白米粉 150 克，煎熬至有香味溢出，调和均匀。

二十五、温病少阴咽痛者，可与甘草汤；不瘥者，与桔梗汤。

柯氏云：但咽痛而无下利胸满心烦等证，但甘以缓之足矣。不瘥者，配以桔梗，辛以散之也。其热微，故用此轻剂耳。

甘草汤方（甘缓法）

甘草（二两）

上一味，以水三升，煮取一升半，去渣，分温再服。

桔梗汤方（苦辛甘开提法）

甘草（二两）桔梗（二两）

法同前。

【解读】　二十五、温病邪入少阴，咽喉疼痛的，可用甘草汤治疗；若服药后症状没有减轻，再用桔梗汤治疗。

柯韵伯指出：邪入少阴，只见咽喉疼痛，而没有大便泄泻，胸中满闷心烦不宁等症状的，治疗只要用药味甘甜、作用缓和的甘草汤就够了。如果服药后症状未见减轻，可再配合桔梗，以桔梗的辛味透散邪热。由于本证邪热轻微，所以治疗只用这种药力较轻的方剂。

甘草汤方（甘缓法）

甘草 60 克

上药 1 味，用水 1.5 升，煎煮成 0.75 升，去掉药渣，分 2 次温服。

桔梗汤方（苦辛甘开提法）

甘草60克 桔梗60克

煎服方法同前。

二十六、温病入少阴，呕而咽中伤，生疮不能语，声不出者，苦酒汤主之。

王氏晋三云：苦酒汤治少阴水亏不能上济君火，而咽生疮声不出者。疮者，疳也。半夏之辛滑，佐以鸡子清之甘润，有利窍通声之功，无燥津涸液之虑；然半夏之功能，全赖苦酒，摄入阴分，劫涩敛疮，即阴火沸腾，亦可因苦酒而降矣，故以为名。

苦酒汤方（酸甘微辛法）

半夏（制，二钱）鸡子（一枚，去黄，纳上苦酒鸡子壳中）

上二味，纳半夏著苦酒中，以鸡子壳置刀环中，安火上，令三沸，去渣，少少含咽之。不瘥，更作三剂。

【解读】 二十六、温病邪入下焦少阴，出现呕吐，咽喉部溃烂生疮而不能言语，讲话时声音发不出的，用苦酒汤治疗。

王晋三指出：苦酒汤是治疗邪入少阴，肾水亏虚不能上济心火而致的咽喉生疮、讲话声音发不出的专方。所谓疮，是指局部肿痛溃烂的疳疮。本方中的半夏味辛性滑，配伍性味甘润的鸡子黄，具有通利咽喉、促进发声的功能，而无耗伤津液的弊病。但是半夏发挥这种功能，完全要依赖苦酒的配合，因为苦酒能够引诸药入阴分，祛除痰涎，收敛疮口，即使少阴虚火炽盛沸腾，也可因苦酒的作用而使其降伏，所以用苦酒作为方名。

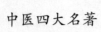

苦酒汤方（酸甘微辛法）

半夏（制用）6克鸡蛋1个（去掉蛋黄后，将上等米醋倒入鸡蛋壳中）

上药用时，先将半夏和入盛在鸡蛋壳内的米醋中，然后把鸡蛋壳放在刀柄后的环圈内，放在炉火上煎煮，煮沸3次，去掉药渣，取药液少许慢慢吞咽。如果药后症状不见缓解，可再制作3剂服用。

二十七、妇女温病，经水适来，脉数耳聋，干呕烦渴，辛凉退热，兼清血分，甚至十数日不解，邪陷发痉者，竹叶玉女煎主之。

此与两感证同法。辛凉解肌，兼清血分者，所以补上中焦之未备；甚至十数日不解，邪陷发痉，外热未除，里热又急，故以玉女煎加竹叶，两清表里之热。

竹叶玉女煎方（辛凉合甘寒微苦法）

生石膏（六钱）干地黄（四钱）麦冬（四钱）知母（二钱）牛膝（二钱）竹叶（三钱）

水八杯，先煮石膏、地黄得五杯，再入余四味，煮成二杯，先服一杯，候六时复之，病解停后服，不解再服（上焦用玉女煎去牛膝者，以牛膝为下焦药，不得引邪深入也。兹在下焦，故仍用之）。

【解读】　二十七、妇女患温病过程中，月经正好来潮，出现脉数，耳聋，干呕，心烦，口渴，应用辛凉退热，兼清血分热邪的方法治疗。如果病情严重，10多日不能缓解，以致邪热内陷而发痉厥的，可用竹叶玉女煎治疗。

这一证候的治疗与表里两感证的治法相同。这里所用辛凉药物解除肌表之邪，又兼清血分邪热的治法，正可以补充上、中焦篇的证治内容，使其更加完备。病情严重的，10多日邪热仍不能解除，甚至邪热内陷导致痉厥发生，这是外在的气分邪热尚未清解，在里的血分热毒已盛的表现，所以用玉女煎加淡竹叶，两清表里气血的邪热。

竹叶玉女煎方（辛凉合甘寒微苦法）

生石膏18克 干地黄12克 麦冬12克 知母6克 牛膝6克淡竹叶9克

上药用水8怀，先煎煮生石膏、干地黄，煎至药液约剩下5杯时，再加入其余4味药，煎成2杯，先服1杯，停12小时后再服1杯，服药后病情缓解，即停服余下汤药，若病仍不解，继续再服（上焦篇用玉女煎时减去牛膝，是因为牛膝为下焦药，以防引邪深入。本证为病在下焦，所以仍用牛膝）。

二十八、热入血室，医与两清气血，邪去其半，脉数，余邪不解者，护阳和阴汤主之。

此系承上条而言之也。大凡体质素虚之人，驱邪及半，必兼护养元气，仍佐清邪，故以参、甘护元阳，而以白芍、麦冬、生地，和阴清邪也。

护阳和阴汤方（甘凉甘温复法，偏于甘凉，即复脉汤法也）

白芍（五钱）炙甘草（二钱）人参（二钱）麦冬（连心炒，二钱）干地黄（炒，三钱）

水五杯，煮取二杯，分二次温服。

【解读】　二十八、温病邪热侵入血室，医生用气血两清的方法治疗后，邪热已去一半，但脉象仍数，余邪还没有完全解除的，用护阳和阴汤治疗。

这条是紧接上条内容来说的。一般来说，身体平素虚弱的患者，经过治疗后病邪已经祛除一半，就必须兼顾保养元气，当然仍要配合清除邪热，所以方中用人参、甘草固护补养元气，用白芍、麦冬、生地黄和养阴津清除余邪。

护阳和阴汤方（甘凉甘温复法，偏于甘凉，即是加减复脉汤的治法）

白芍15克炙甘草6克人参6克麦冬（连心，炒用）6克干地黄（炒用）9克

上药用水5杯，煎煮成2杯，分2次温服。

二十九、热入血室，邪去八、九，右脉虚数，暮微寒热者，加减复脉汤仍用参主之。

此热入血室之邪少虚多。亦以复脉为主法。脉右虚数，是邪不独在血分，故仍用参以补气。暮微寒热，不可认作邪实，乃气血俱虚，营卫不和之故。

加减复脉汤仍用参方

即于前复脉汤内，加人参三钱。

【解读】　二十九、温病邪热侵入血室，病邪已祛除十之八九，患者右手脉象虚而数，傍晚有轻微恶寒发热的，仍用加减复脉汤多方治疗。

本证是温病热入血室邪少虚多的证候，治疗仍然用加减复脉汤为主要治法。脉象右手虚弱而数，是病邪不单纯在血分的表现，所以治疗仍用人参以培补元气。傍晚有轻微恶寒发热，不能认为是空邪为患，而是气血两虚，营卫不和的缘故。

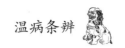

加减复脉汤仍用参方

即在前述加减复脉汤内加入人参9克。

三十、热病经水适至，十余日不解，舌萎饮冷，心烦热，神气忽清忽乱，脉右长左沉，瘀热在里也，加减桃仁承气汤主之。

前条十数日不解用玉女煎者，以气分之邪尚多，故用气血两解。此条以脉左沉，不与右之长同，而神气忽乱，定其为蓄血，故以逐血分瘀热为急务也。

加减桃仁承气汤方（苦辛走络法）

大黄（制，三钱）桃仁（炒，三钱）细生地（六钱）丹皮（四钱）泽兰（二钱）人中白（二钱）

水八杯，煮取三杯，先服一杯，候六时，得下黑血，下后神清渴减，止后服。不知，渐进。

按邵新甫云：考热入血室，《金匮》有五法：第一条主小柴胡，因寒热而用，虽经水适断，急提少阳之邪，勿令下陷为最。第二条伤寒发热，经水适来，已现昼明夜剧，谵语见鬼，恐人认阳明实证，故有无犯胃气及上二焦之戒。第三条中风寒热，经水适来，七、八日脉迟身凉，胸胁满如结胸状，谵语者，显无表证，全露热入血室之候，自当急刺期门，使人知针力比药力尤捷。第四条阳明病下血谵语，但头汗出，亦为热入血室，亦刺期门，汗出而愈。第五条明其一证而有别因为害，如痰潮上脘，昏冒不知，当先化其痰，后除其热。

仲景教人当知变通，故不厌推广其义，乃今人一遇是证，不辨热入之轻重，血室之盈亏，遽与小柴胡汤，贻害必多。要之热甚而血瘀者，与桃仁承气及山甲、归尾之属；血舍空而热者用犀角地黄汤，加丹参、木通之属；表邪未尽而表证仍兼者，不妨借温通为使；血结胸，有桂枝红花汤，参入海蛤、桃仁之治；昏狂甚，进牛黄膏，调入清气化结之煎。再观叶案中有两解气血燔蒸之玉女煎法；热甚阴伤，有育阴养气之复脉法；又有护阴涤热之缓攻法。先圣后贤，其治条分缕析，学者审证定方，慎毋拘乎柴胡一法也。

【解读】　三十、妇女患温热病，月经正好来潮，病邪10多日不能解除，症见舌体痿软，喜饮冷水，心中烦热，神志时而清醒时而错乱，脉象右手长而左手沉，是瘀热在里的表现，用加减桃仁承气汤治疗。

前条病邪10多日不解，用玉女煎治疗，是因其气分之邪仍然亢盛，所以用气血两清的方法治疗。本条根据患者左手脉象沉，与右手的长脉不同，而且神志时而清醒时而错乱等症状，确诊为内有蓄血，所以治疗以驱逐血分瘀热为当务之急。

加减桃仁承气汤方（苦辛走络法）

大黄（制用）9克桃仁（炒用）9克细生地黄18克牡丹皮12克泽兰6克人中白6克

上药用水8杯，煎煮成3杯，先服1杯，等待12小时后，如果大便解出黑血，并且随着大便解后患者神志转清，口渴减轻，就可停止服药。如果服药后病情没有变化，则继续服第2杯，或再服第3怀。

按：邵新甫说，考查有关热入血室证治的文献，《金匮要略》中载有5种治法。第1条是用小柴胡汤治疗，主要根据患者有寒热往来而使用该方，虽然此时患者月经恰好干净，但治疗仍宜急速提透少阳病邪，不使其陷入下焦血室。第2条是伤寒病发热，月经正好来潮，患者已经出现白天神志清楚，夜间神志昏糊，言语错乱。

张仲景惟恐他人误认为神志导常是阳明腑实证的表现，所以提出治疗本证切不可侵犯胃气和上、中二焦的告诫。

第3条是中风证恶寒发热，患者月经正常来潮，迁延七八日后出现脉象迟缓，身凉不热，胸胁部胀满如同结胸证的表现，并有胡言乱语，这时显然已无表证，完全是一派热入血室的征象，治疗应立即针刺期门穴，从而提示人们针刺有时比药物疗效更加迅速。

第4条是阳明病证见大便下血，胡言乱语，仅头部出汗，这也是热入血室的征象，治疗也用针刺期门的方法。针后如果见有出汗，病即可以痊愈。

第5条明确指出热入血室证的表现也有可能因其他原因所引起，要加以区别。如痰浊上壅胸脘蒙闭清窍，也可见神志昏迷，人事不知，但治疗则应先化痰浊，而后再清除邪热。在这里张仲景的目的是教导人们治病要知道疾病的各种变化，所以不厌其烦的反复讲解其中的道理。

可是，现在的人一遇到热入血室证，不辨清热邪的轻与重，血室的充实与空虚，就鲁莽地给予小柴胡汤，必然造成很多危害。

简要地说，热入血室证的辨治要点是：热邪重而兼有血瘀的，用桃仁承气汤以及穿山甲、当归尾之类；血室空虚而邪热盛的，用犀角地黄汤加丹参木通之类；表邪没有完全解除仍兼有表证的，治疗不妨在当用主方中配合一些辛温通散的药物；瘀血结于胸中的，可用桂枝红花汤加入海蛤、桃仁的治法；神志昏迷、狂言乱语严重的，用牛黄膏调入清解气热、活血散结的汤药中。

再看叶天士医案中有两清气血热邪燔蒸的玉女煎治法；热邪炽盛而阴液受伤的，有滋阴补气的复脉汤治法；还有保护阴液，涤除热邪的和缓攻下治法。古代和后代的高明医家，对本证的治疗分析得有条有理，后学者临床必须认真审查证候而确定使用的方药，千万不要仅拘泥于小柴胡汤一种治法。

三十一、温病愈后，嗽稀痰而不咳，彻夜不寐者，半夏汤主之。

此中焦阳气素虚之人，偶感温病，医以辛凉甘寒，或苦寒清温热，不知十衰七、八之戒，用药过剂，以致中焦反停寒饮，令胃不和，故不寐也。《素问》云：胃不和则卧不安，饮以半夏汤，覆杯则寐。盖阳气下交于阴则寐，胃居中焦，为阳气下交之道路，中寒饮聚，致命阳气欲下交而无路可循，故不寐也。半夏逐痰饮而和胃，秫米秉燥金之气而成，故能补阳明燥气之不及而渗其饮，饮退则胃和，寐可立至，故曰覆杯则寐也。

半夏汤（辛甘淡法）

半夏（制，八钱）秫米（二两，即俗所谓高粱是也，古人谓之稷，今或名为芦稷，如南方难得，则以薏仁代之。）

水八杯，煮取三杯，分三次温服。

【解读】　三十一、温病治愈以后，仍然咯吐稀痰，但无咳嗽症状，整夜不能入睡，可用半夏汤治疗。

这是平素中焦阳气虚弱的人偶然感受湿邪而发生温病后，医生使用辛凉、甘寒或苦寒性味的方药清除温热之邪，由于不了解阳热患者使用寒凉药物的禁忌：病邪去除十之七八后就不可再用，寒凉药物使用过多，导致中焦寒饮内停，引起胃气不和，所以出现不能入睡的现象。

《素问》说：胃气不和，睡眠就不得安稳。服用半夏汤治疗，药服完后即能很快入睡。正常情况下，阳气下行与阴气交会则人体进入睡眠状态。胃位居于中焦，是阳气下行的通道，现中焦有寒，水饮内停，造成阳气要下行但无路可走，所以不能入睡。半夏能驱逐痰饮而调和胃气，秫米禀受秋天燥金之气生长而成，所以能补阳明阳热之气的不足而排泄水饮。水饮祛法，胃气和降睡眠就能立即改善，所以说药服完后就能很快入睡。

半夏汤（辛甘淡法）

半夏（制用）24 克秫米 60 克（即通常所说的高粱。古人称它为稷，现在也有人称它为芦稷。如果南方难以得到它，可以用薏苡仁代替。）

上药用水 8 杯，煎煮成 3 杯，分 3 次温服。

三十二、饮退得寐，舌滑，食不进者，半夏桂枝汤主之。

此以胃腑虽和，营卫不和，阳未卒复，故以前半夏汤合桂枝汤，调其营卫，和其中阳，自能食也。

半夏桂枝汤方（辛温甘淡法）

半夏（六钱）秫米（一两）白芍（六钱）桂枝（四钱，虽云桂枝汤，却用小建中汤法。桂枝少于白芍者，表里异治也）炙甘草（一钱）生姜（三钱）大枣（去核，

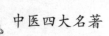

二枚)

水八杯，煮取三杯，分温三服。

【解读】 三十二、痰饮消退已能入睡，但舌苔滑，不能进饮食，可用半夏桂枝汤治疗。

本证胃腑配合桂枝汤调和营卫，调理中焦阳气，可使进食恢复正常。

半夏桂枝汤方（辛温甘淡法）

半夏18克秫米30克白芍18克桂枝12克（这里虽说是用桂枝

汤法，但实际是用小建中汤法。桂枝用量之所以要少于白芍，是因为本证与桂枝汤证在治疗上有表里的不同。炙甘草3克生姜9克大枣（去核用）2枚

上药用水8杯，煎煮成3杯，分3次温服。

三十三、温病解后，脉迟，身凉如水，冷汗自出者，桂枝汤主之。

此亦阳气素虚之体质，热邪甫退，即露阳虚，故以桂枝汤复其阳也。

桂枝汤方（见上焦篇。但此处用桂枝，分量与芍药等，不必多于芍药也；亦不必啜粥再令汗出，即仲景以桂枝汤小和之法是也）

【解读】 三十三、温病病邪解除后，出现脉象迟，身体凉冷如水一般，时时出冷汗的病症时，用桂枝汤治疗。

这也是患者平素阳气虚弱体质的表现，邪热刚刚退去，即显露出阳虚之象，所以治用桂枝汤恢复其阳气。

桂枝汤方（具体方药见上焦篇中。但这里所用的桂

枝，用量与芍药相等，不必多于芍药，服药后也不必再喝热粥使患者出汗，这就是张仲景用桂枝汤轻微调和阴阳的治疗方法）。

三十四、温病愈后，面色萎黄，舌淡，不欲饮水，脉迟而弦，不食者，小建中汤主之。

此亦阳虚之质也，故以小建中，小小建其中焦之阳气，中阳复则能食，能食则诸阳皆可复也。

小建中汤方（甘温法）

白芍（酒炒，六钱）桂枝（四钱）甘草（炙，三钱）生姜（三钱）大枣（去核，二枚）胶饴（五钱）

水八杯，煮取三杯，去渣，入胶饴，上火烊化，分温三服。

【解读】 三十四、温病痊愈后，患者面色萎黄，舌质淡，不想喝水，脉象迟而弦，不想进食，用小建中汤治疗。

这也是阳气虚弱体质患者的表现，所以用小建中汤稍稍地补益中焦阳气。中焦阳气恢复就能进食，能够正常进食则全身各脏腑阳气都能恢复。

小建中汤方（甘温法）

白芍（酒炒用）18 克桂枝 12 克甘草（炙）9 克生姜 9 克大枣（去核）2 枚胶饴 15 克

上药用水 8 杯，煎煮成 3 杯，去掉药渣后加入胶饴分 3 次温服。

三十五、温病愈后，或一月，至一年，面微赤，脉数，暮热，常思饮不欲食者，五汁饮主之，牛乳饮亦主之。病后肌肤枯燥，小便溺管痛，或微燥咳，或不思食，皆胃阴虚也，与益胃、五汁辈。

前复脉等汤，复下焦之阴。此由中焦胃用之阴不降，胃体之阳独亢，故以甘润法救胃用，配胃体，则自然欲食，断不可与俗套开胃健食之辛燥药，致令燥咳成痨也。

五汁饮、牛乳饮方（并见前秋燥门）

益胃汤（见中焦篇）

按：吴又可云：病后与其调理不善，莫若静以待动。是不知要领之言也。夫病后调理，较易于治病，岂有能治病，反不能调理之理乎！但病后调理，不轻于治病，若其治病之初，未曾犯逆，处处得法，轻者三、五日而解，重者七、八日而解，解后无余邪，病者未受大伤，原可不必以药调理，但以饮食调理足矣，经所谓食养尽之是也。

若病之始受既重，医者又有误表、误攻、误燥，误凉之弊，遗殃于病者之气血，将见外感变而为内伤矣。全赖医者善补其过（谓未犯他医之逆；或其人阳素虚，阴素亏；或前因邪气太盛，故剂不得不重；或本虚邪不能张，须随清随补之类），而补人之过（谓已犯前医之治逆），退杀气（谓余邪或药伤），迎生气（或养胃阴，或护胃阳，或填肾阴，或兼固肾阳，以迎其先后天之生气），活人于万全，岂得听之而已哉！万一变生不测，推委于病者之家，能不愧于心乎！

至调理大要，温病后一以养阴为主。饮食之坚硬浓厚者，不可骤进。间有阳气素虚之体质，热病一退，即露旧亏，又不可固执养阴之说，而灭其阳火。

故本论中焦篇列益胃、增液、清燥等汤，下焦篇列复脉、三甲、五汁等复阴之法，乃热病调理之常理也；下焦篇又列建中、半夏、桂枝数法，以为阳气素虚，或误伤凉药之用，乃其变也。经所谓："有者求之，无者求之，微者责之，盛者责之"，全赖司其任者，心诚求之也。

【解读】 三十五、温病痓愈后，或经过 1 个月，或经过 1 年，患者面部微微发红，脉象数，夜间发热，常想喝水但不愿进食的，用五汁饮治疗，也可用牛乳饮治疗。温病后期，患者皮肤枯燥，小便时尿道疼痛，或有轻微的干咳，或不想进食，这都是胃阴虚的表现，给予益胃汤、五汁饮之类的方剂治疗。

前面所说的加减复脉汤等方剂，具有滋补下焦肝肾之阴的作用。本证因中焦胃阴不能和降而胃阳亢盛所致，所以用甘凉滋润的治法补胃阴，制胃阳，自然就能获得想进食的效果。治疗这种证候，千万不可套用一般开胃消食的辛燥药物，以免导致干咳甚至发展为痨病。

五汁饮、牛乳饮方（两方都可参见前面秋燥门）

益胃汤（参见中焦篇）

按：吴又可说："温病后期与其药物调理不当而致病，还不如采取静养的方法，以等待机体正气自然恢复。"这是不了解病后调理要领的说法。

一般而言，病后调理要比治病容易，哪有能够治病却反而不能病后调理的道理呢！但病后调理的重要性决不亚于治疗疾病。如果在疾病治疗的早期阶段、治疗方法上没有出现差错，每一步处理得都很正确，那么病情轻的三五日就能缓解，重的七八日也能恢复。病情缓解后没有余邪内留，患者的正气没有受到严重损伤，就可以不必用药物进行调理，只需采用饮食调理就完全可以了，这就是《内经》所说的病后通过饮食调养以善后的意思。

如果发病时感受邪气较重，医生治疗时又误用解表、误用攻下、误用温燥、误用寒凉等造成了不良影响，损伤了患者的气血，从而导致外感病迁延不愈而演变为内伤病。

这时的治疗完全依靠医生善于处理病后所出现的各种变化（这里指治疗时并未出现差错，但或者患者阳气素虚，阴液素亏；或者由于前阶段病邪太重，所以治疗用药不得不重；或者患者元气素虚，邪热不能外达，因而治疗必须清热补益同用等情况），同时善于调治人为差错所产生的各种变化（指前面的治疗已经出现了错误），消除损伤机体的有害因素（指余邪或药物对机体所产生的损伤），恢复维持生命活动的先天和后天之气（或补养胃阴，或保护胃阳，或填补肾阴，或兼温肾阳，以恢复先天和后天的生生之气），万无一失地救治患音，怎么能够置之不理，听之任之呢？万一产生了严重后果，却把责任推卸于患者家属，能不感到于心有愧吗？

至于病后调理的基本要领，温病后期一般以养阴为主。饮食中凡坚硬和浓稠味浊的食物，都不应一次大量进食。间或有阳气素虚体质的患者当温病邪热消退时，往往立即显露出原有阳气虚弱的表现，这时治疗又不能固执于养阴为主的教条，滥用寒凉药物使阳气更受损伤。

所以，本书在中焦篇列出益胃汤、增液汤、清燥汤等方剂，在下焦篇列出加减复脉汤、三甲复脉汤、五汁饮等养阴增液的治法，这是热性病后期调理的常规治法；同时在下焦篇又列有小建中汤、半夏汤、桂枝汤等几种治法方药，则是用于阳气素虚或误用寒凉药物损伤阳气的情况，这是属于病后调理的变法。《内经》所说"有者求之，无者求之，微者责之，盛者责之"的内涵，完全要靠医生认真地去进行探求，才能有所体会。

暑温　伏暑

　　三十六、暑邪深入少阴消渴者，连梅汤主之；入厥阴麻痹者，连梅汤主之；心热烦躁神迷甚者，先与紫雪丹，再与连梅汤。

　　肾主五液而恶燥，暑先入心，助心火独亢于上，肾液不供，故消渴也。再心与肾均为少阴，主火，暑为火邪，以火从火，二火相搏，水难为济，不消渴得乎！以黄连泻壮火，使不烁津，以乌梅之酸以生津，合黄连酸苦为阴；以色黑沉降之阿胶救肾水，麦冬、生地合乌梅酸甘化阴，庶消渴可止也。肝主筋而受液于肾，热邪伤阴，筋经无所秉受，故麻痹也。再包络与肝均为厥阴，主风木。暑先入心，包络代受，风火相搏，不麻痹得乎！以黄连泻克水之火，以乌梅得木气之先，补肝之正，阿胶增液而熄肝风，冬、地补水以柔木，庶麻痹可止也。心热烦躁神迷甚，先与紫雪丹者，开暑邪之出路，俾梅、连有入路也。

　　连梅汤方（酸甘化阴酸苦泄热法）

　　云连（二钱）乌梅（去核，三钱）麦冬（连心，三钱）生地（三钱）阿胶（二钱）

水五杯，煮取二杯，分二次服。脉虚大而芤者，加人参。

【解读】　三十六、暑热病邪深入下焦少阴，出现口渴多饮，但饮水又不能解渴的，用连梅汤治疗；暑热病邪深入厥阴，出现肢体麻痹没有知觉的，用连梅汤治疗；心中灼热，烦躁不宁，甚至神志昏迷的，先用紫雪丹，再用连梅汤治疗。

肾主汗、涕、泪、涎、唾5种液体而最怕干燥。暑邪侵犯人体，往往首先侵入心经，助长心火亢盛于上，肾中阴液不能供应于上，所以出现口渴多饮、饮水不能解渴的症状。并且，心和肾都属少阴，手少阴心主火，而暑邪又是火热之邪，火邪浸入火脏，两火相合，火势酷烈，则肾水难以上济制约心火，怎么能不产生消渴的症状呢？

治疗用黄连清泄亢盛的实火，使火邪去除不再消灼津液；用酸味的乌梅滋生津液，且与黄连相配，酸苦合用可泄热保阴；用色黑而药性沉降的阿胶滋补肾水；麦冬、生地黄与乌梅配合，酸味与甘味相合以化生阴液，这样口渴而饮水不能解渴的症状就可以缓解。肝主筋脉，而滋养筋脉的阴液则来源于肾。热邪损伤肾阴，筋脉得不到阴液的滋养，所以肢体麻木没有知觉。

此外，心包络与肝都属于厥阴经，肝主风属木，暑为火邪易犯心经，由心包络代心受邪，从而形成了风火相煽、煎熬津液的局面，怎能不产生麻痹症状呢？

治疗用黄连清泻最易损伤津液的火邪，用在生长时已获得木质之气的乌梅补养肝气，用阿胶滋养阴液而平熄肝风；麦冬、生地黄滋补肾水以柔润肝木，这样就可以治愈麻痹。若见心中烦热，烦躁不宁，甚全神志昏迷的，先用紫雪丹治疗，既能开通暑热之邪外达的出路，又能使乌梅、黄连进入厥阴经直达病所。

连梅汤方（酸甘化阴酸苦泄热法）

黄连6克乌梅（去核）9克麦冬（连心）9克生地黄9支阿胶6克

上药用水5杯，煎煮成2杯，分2次服。脉象虚大而芤的，加入人参。

三十七、暑邪深入厥阴，舌灰，消渴，心下板实，呕恶吐蛔，寒热，下利血水，甚至声音不出，上下格拒者，椒梅汤主之。

此土败木乘，正虚邪炽，最危之候。故以酸苦泄热，辅正驱邪立法，据理制方，冀其转关耳。

椒梅汤方（酸苦复辛甘法，即仲景乌梅圆法也，方义已见中焦篇）

黄连（二钱）黄芩（二钱）干姜（二钱）白芍（生，三钱）川椒（炒黑，三钱）乌梅（去核，三钱）人参（二钱）枳实（一钱五分）半夏（二钱）

水八杯，煮取三杯，分三次服。

【解读】 三十七、暑热病邪深入厥阴经，舌苔色灰，口渴引饮，饮不解渴，心下痞满坚硬，恶心呕吐，有时吐出蛔虫，恶寒发热，下利血水样粪便，严重的出现音哑不能出声，上下阻格不通，可用椒梅汤治疗。

这是中焦脾土衰败，肝木乘虚克土，大气亏虚而邪热仍炽的危重证候。所以用酸苦泄热、扶正祛邪的方法加以治疗，并据此制定相应方剂，希望能开格启闭获得转机。

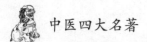

椒梅汤方（酸苦复辛甘法。即张仲景的乌梅丸法，具体方义已见中焦篇）

黄连6克黄芩6克干姜6克白芍（生）9克花椒（炒黑）9克乌梅（去核）9克人参6克枳实4.5克半夏6克，上药用水8杯，煎煮成3杯，分3次服。

三十八、暑邪误治，胃口伤残，延及中下，气塞填胸，燥乱口渴，邪结内踞，清浊交混者，来复丹主之。

此正气误伤于药，邪气得以窃据于中，固结而不可解，攻补难施之危证，勉立旋转清浊一法耳。

来复丹方（酸温法）

太阴元精石（一两）舶上硫黄（一两）硝石（一两，同硫黄为末，微火炒结砂子大）橘红（二钱）青皮（去白，二钱）五灵脂（二钱，澄去砂，炒令烟尽）

方论：晋三王氏云：《易》言一阳来复于下，在人则为少阳生气所出之脏。病上盛下虚，则阳气去，生气竭，此丹能复阳于下，故曰来复。元精石乃盐卤至阴之精，硫黄乃纯阳石火之精，寒热相配，阴阳互济，有扶危拯逆之功；硝石化硫为水，亦可佐元、硫以降逆；灵脂引经入肝最速，能引石性内走厥阴，外达少阳，以交阴阳之枢纽；使以橘红、青皮者，纳气必先利气，用以为肝胆之向导也。

【解读】　三十八、暑温病误治后，胃气受伤，病邪侵犯到中下焦，出现胸中阻塞痞闷，躁扰不安，口渴，这是病邪结聚盘踞在里，清气与浊气交混不清引起的，可用来复丹治疗。

本证是人体正气因误治而受到损伤，致使邪气得以盘踞中焦，固结而难以外解，单纯攻邪或单纯补正都难以奏效的危重证候，不得已才制订这一鼓舞阳气、分利浊邪的治法。

来复丹方（酸温法）

太阴元精石30克进口硫黄30克硝石30克（与硫黄共同研为细末，微火炒至结块如沙粒大小）橘红6克青皮（去白）6克五灵脂6克（用水沉淀，去掉药中的沙石杂质，然后在炉火上炒到不冒烟时为止）

王晋山说：《易经》指出，自然界每到冬至则阳气开始回复，从人体而言，阳气则来源于少阳生发之气产生的脏器。现病变为上实下虚，则阳气已去，生气将竭，此丹能恢复阳气于下焦，所以定名为来复丹。元精石是盐卤中性质最为阴寒部分的精华，硫黄是禀性纯阳石块中火的精华，两药一寒一热，相互配伍，阴阳协调，有挽救危重局面，拉转险恶病势的功能；硝石能够化硫黄为水，也能配合元精石、硫黄以降浊气上逆；五灵脂引诸药入肝经最为迅速，能引导矿石类药物向内进入厥阴，向外达于少阳，作为交通内外阴阳的枢纽；方小之所以用橘红、青皮为使药，是因为要收纳肾气必须首先疏利气机，并用它作为引诸药入肝胆的向导。

三十九、暑邪久热，寝不安，食不甘，神识不清，阴液元气两伤者，三才汤主之。

凡热病久入下焦，消烁真阴，必以复阴为主。其或元气亦伤，又必兼护其阳。三才汤两复阴阳，而偏于复阴为多者也。温热、温疫未传，邪退八、九之际，亦有用处。暑温未传，亦有用复脉、三甲、黄连阿胶等汤之处。彼此互参，勿得偏执。盖暑温不列于诸温之内，而另立一门者，以后夏至为病暑，湿气大动，不兼湿不得名暑温，仍归温热门矣。既兼湿，则受病之初，自不得与诸温同法，若病至未传，湿邪已化，惟余热伤之际，其大略多与诸温同法；其不同者，前后数条，已另立法矣。

三才汤方（甘凉法）

人参（三钱）天冬（二钱）干地黄（五钱）

水五杯，浓煎两杯，分二次温服。欲复阴者，加麦冬、五味子。欲复阳者，加茯苓、炙甘草。

【解读】 三十九、暑热病邪久留不解，睡眠不安，伏食乏味，神志不清，证属阴液元气两伤的，用三才汤治疗。

大凡温热病迁延日久，病邪深入下焦，耗伤肝肾真阴，治疗必须用养阴养液的方法为主。如果患者元气也受到损伤，则又必须兼以固护阳气。三才汤具有阴阳两补的作用，又以补阴为主。温热病、温疫病的后期阶段当邪热已消退十之八九时，也可以使用本方。

暑温病后期阶段，有时也用加减复脉汤、三甲复脉汤、黄连阿胶汤等方剂治疗。因此两方面可相互比较、参照，不能偏执于一方。

至于暑温病之所以不列入各种温热性温病的范围内，而要单独另立一门，是因为夏至以后是暑邪致病的季节，这时湿气比较盛行，如果不兼湿邪则不能称其为暑温，仍应归属于温热门中。既然暑病多兼湿邪，则发病初起阶段的治疗自然不能与各种温热性温病的治疗方法相同，但病变发展到最后阶段，湿邪已经化尽，只剩余热伤阴的时候，其治疗又和各种温热类温病的治法相同。至于暑温不同于温热类疾病的几个证候，本书已经另外列出了治法。

四十、蓄血，热入血室，与温热同法。

【解读】　四十、暑温病过程中出现的蓄血证和热入血室证，其治疗方法与湿热病的蓄血及热入血室的治法相同。

四十一、伏暑、湿温胁痛，或咳，或不咳，无寒，但潮热，或竟寒热如疟状，不可误认柴胡证，香附旋覆花汤主之；久不解者，间用控涎丹。

按：伏暑、湿温，积留支饮，悬于胁下，而成胁痛之证甚多，即《金匮》水在肝而用十枣之证。彼因里水久积，非峻败不可；此因时令之邪，与里水新搏，其根不固，不必用十枣之太峻。只以香附、旋覆，善通肝络而逐胁下之饮，苏子，杏仁，降肺气而化饮，所谓建金以平木；广皮、半夏消痰饮之正，茯苓、薏仁，开太阳而阖阳明，所谓治水者必实土，中流涨者开支河之法也。用之得当，不过三、五日自愈。其或前医不识病因，不合治法，致使水无出路，久居胁下，恐成悬饮内痛之证，为患非轻，虽不必用十枣之峻，然不能出其范围，故改用陈无择之控涎丹，缓攻其饮。

香附旋覆花汤方（苦辛淡合芳香开络法）

生香附（三钱）旋覆花（绢包，三钱）苏子霜（三钱）广皮（二钱）半夏（五钱）茯苓块（三钱）薏仁（五钱）

水八杯，煮取三杯，分三次温服。腹满者，加厚朴。痛甚者，加降香末。

控涎丹方（苦寒从治法。痰饮，阴病也。以苦寒治阴病，所谓求其属以衰之是也。按肾经以脏而言，属水，其味咸，其气寒；以经而言，属少阴，主火，其味苦，其气化燥热。肾主水，故苦寒为水之属，不独咸寒为水之属也，盖真阳藏之于肾，故肾与心并称少阴，而并主火也，知此理则知用苦寒咸寒之法矣。泻火之有余用苦寒，寒能制火，苦从火化，正治之中，亦有从治；泻水之太过，亦用苦寒，寒从水气，苦从火味，从治之中，亦有正治，所谓水火各造其偏之极，皆相似也。苦咸寒治火之有余、水之不足为正治，亦有治水之有余、火之不足者，如介属芒硝并能行水，水行则火复，乃从治也。）甘遂（去心制）大戟（去皮制）白芥子

上等分为细末，神曲糊为丸，梧子大，每服九丸，姜汤下，壮者加之，羸者减之，以知为度。

【解读】　四十一、伏暑、湿温病胁肋疼痛，或有咳嗽，或没有咳嗽，不恶寒，只有午后潮热，或者出现寒热往来与疟疾相似，临床不可将这种证候误认为是小柴胡汤证，当用香附旋覆花汤治疗；病情迁延日久不愈的有时可用控涎丹治疗。

按：伏暑、湿温病程中，因水液积蓄形成支饮，停留在胁下而形成胁痛，是临床常见之证，这就是《金匮要略》所说的水停肝经而用十枣汤治疗的证候。

但《金匮要略》十枣汤证水液停积体内日久，治疗不用峻猛攻下水饮的方法则难以奏效；而本证是新感时令之邪与体内停蓄的水饮相搏结而成，病根还不牢固，所以治疗不必用药力过于峻猛的十枣汤，只用香附旋覆花，善于

疏通肝络而驱逐停在胁下的水饮；紫苏干、苦杏仁（注：香附旋覆花汤中无杏仁）宣降肺气而化水饮，即所谓建强肺金以平抑肝木；广陈皮、半夏消除痰饮生成之源，茯苓、薏苡仁开通太阳膀胱而敛合阳明胃肠，即所谓治疗水湿之病必先充实中土、中流水位过高可开通支河以排泄的治法。如果这种治法使用得当，一般不超过三五日即可痊愈。

如果因前医不清楚病例，治法不合证情，导致水液没有外出之路，久久停留在胁下，就有形成悬饮而胁下疼痛的可能。这种证候病情并不轻浅，虽然不必用药力峻猛的十枣汤治疗，但治疗大法仍不能超过这一范围，所以治疗改用陈无择的控涎丹，以缓缓攻逐内停的水饮。

舌附旋覆花汤方（苦辛淡合芳香开络法）

牛香附 9 克旋覆花（用绢包裹入煎）9 克紫苏子霜 9 克广皮 6 克半夏 15 克茯苓块 9 克薏苡仁 15 克

上药用水 8 杯，煎煮成 3 杯，分 3 次温服，腹部胀满的，加厚朴；疼痛严重的，加降香末。

控涎丹方（苦寒从治法。痰饮病属于阴寒病证，用苦寒药物来治疗阴寒病证，这是根据其阴寒属性采用从治法以祛除痰饮的治疗方法。按：以所属的脏腑而言，肾脏属于水脏，主咸味，气化属于阴寒；以所属的经络而言，肾经居于少阴经，其经主火，主苦味，气化属于燥热。肾脏主水，所以性味苦寒的药物也具有水的属性，并非只有咸寒性味的药物具有水的属性。人体的真阳藏于肾脏，所以肾和心同称为少阴，并共同主火。明白了这个道理，就能理解用苦寒、咸寒法治疗的原因了。清泄火热亢盛要用苦寒药，其中寒凉药能制伏火热，苦味药又能苦燥化火，这是在用寒凉药物治热的正治法中，也有用苦燥药物治火的从治方法。泄利水气太过也用苦寒药，其中寒凉药物与水气性质相同，苦味药物苦燥化火，这是在药性与病性一致的从治法中，也有药性与病性相反的正治法。即所谓水与火在各自极度偏盛的情况下，都可以出现彼此相似的表现。用苦寒、咸寒药物治疗火气亢盛、水气不足，属于正治法，但也有用这类药物治疗水液有余、火气不足证候的，比如甲壳类药物和芒硝都能通利水湿，水液得行则火气就能恢复，这就属于从治法。）

甘遂（去心，制用）大戟（去皮，制用）白芥子

取上药相同剂量，研成细末，用神曲糊调和制成药丸，每粒像梧桐大小、每次服 9 丸，用生姜汤送服。身体强壮的可适当增加剂量，体质虚弱者适当减量，以出现药效为准。

寒　湿

四十二、湿之为物也，在天之阳时为雨露，阴时为霜雪，在山为泉，在川为水，包含于土中者为湿。其在人身也，上焦与肺合，中焦与脾合，其流于下焦也，与少阴癸水合。

此统举湿在天地人身之大纲，异出同源，以明土为杂气，水为天一所生，无处不合者也。上焦与肺合者，肺主太阴湿土之气，肺病湿则气不得化，有霜雾之象，向之火

制金者，今反水克火矣，故肺病而心亦病也。观《素问》寒水司天之年，则曰阳气不令，湿土司天之年，则曰阳光不治自知。故上焦一以开肺气、救心阳为治。中焦与脾合者，脾主湿土之质，为受湿之区，故中焦湿证最多；脾与胃为夫妻，脾病而胃不能独治，再胃之脏象为土，土恶湿也，故开沟渠，运中阳，崇刚土，作堤防之治，悉载中焦。上中不治，其势必流于下焦。《易》曰：水流湿。

《素问》曰：湿伤于下。下焦乃少阴癸水，湿之质即水也，焉得不与肾水相合。吾见湿流下焦，邪水旺一分，正水反亏一分，正愈亏而邪愈旺，不可为矣。夫肾之真水，生于一阳，坎中满也，故治少阴之湿，一以护肾阳，使火能生土为主。肾与膀胱为夫妻，泄膀胱之积水，从下治，亦所以安肾中真阳也。脾为肾之上游，升脾阳，从上治，亦所以使水不没肾中真阳也。其病厥阴也奈何？盖水能生木，水太过，木反不生，木无生气，自失其疏泄之任，经有"风湿交争，风不胜湿"之文，可知湿土太过，则风木亦有不胜之时，故治厥阴之湿，以复其风木之本性，使能疏泄为主也。

本论原以温热为主，而类及于四时杂感。以宋元以来，不明仲景《伤寒》一书专为伤寒而设，乃以《伤寒》一书，应四时无穷之变，殊不合拍，遂至人著一书，而悉以伤寒名书。陶氏则以一人而屡著伤寒书，且多立妄诞不经名色，使后世学者，如行昏雾之中，渺不自觉其身之坠于渊也。

今胪列四时杂感，春温、夏热、长夏暑湿、秋燥、冬寒，得其要领，效如反掌。夫春温、夏热、秋燥，所伤皆阴液也，学者苟能时时预护，处处堤防，岂复有精竭人亡之虑。伤寒所伤者阳气也，学者诚能保护得法，自无寒化热而伤阴，水负火而难救之虞。即使有受伤处，临证者知何者当护阳，何者当救阴，何者当先护阳，何者当先救阴，因端竟委，可备知终始而超道妙之神。

瑭所以三致意者，乃在湿温一证。盖土为杂气，寄旺四时，藏垢纳污，无所不受，其间错综变化，不可枚举。其在上焦也，如伤寒；其在下焦也，如内伤；其在中焦也，或如外感，或如内伤。至人之受病也，亦有外感，亦有内伤，使学者心摇目眩，无从捉摸。其变证也，则有湿痹、水气、咳嗽、痰饮、黄汗、黄瘅、肿胀、疟疾、痢疾、淋症、带症、便血、疝气、痔疮、痈脓等证，较之风火燥寒四门之中，倍而又倍，苟非条分缕析，体贴入微，未有不张冠李戴者。

【解读】　四十二、湿气作为一种物质，在天气温暖时化为雨和雾，在天气阴冷时则化为霜和雪，在山上成为泉水，在河中则成为流水，包含于泥土中即为湿气。从人体而言，湿邪在上焦主要侵犯于肺，在中焦主要侵犯于脾，湿邪流注到下焦则主要侵犯属少阴癸水的肾。

这里概括指出湿气存在于自然界和人体的一般规律，虽然湿气的表现在自然界及人体各不相同，但来源都是相同的，由此说明五行中属土的湿气是一种多变的杂气，水湿由自然界而生，存在于任何部位和地方。湿邪在上焦之所以与肺相合，是因肺主管太阴湿土的湿气，肺受湿邪浸犯则肺气不能正常宣化，湿气如同大雾一样弥漫蒙绕在肺，影响其正常的生理功能。这样，原来"火克金"的一般规律，现在反而变成"水克火"了，所以肺有病变时，心也容易发生病变。

纵观《素问》所载：寒水之气当令的年份阳气不能正常发挥作用，湿土之气当令的年份则阳光不能正常照耀万物的说法，就能领会这一道理，所以治疗湿在上焦的病变都是以宣开肺气、温通心阳为大法。湿邪侵犯中焦之所以与脾相合，是因为脾主湿土之气是湿邪最容易侵犯的部位，因而中焦的湿邪病证临床最为多见。

脾与胃的关系非常密切如同夫妻一般，脾有病则胃就不能发挥它的正常作用，而且胃在脏象上也属于土，土最怕湿，所以疏通水道，导湿下行；温运中阳，健脾化湿；培补脾土，制水泛滥等治疗方法，在中焦篇中都有记载。如湿邪在上焦、中焦时不能及时治疗，则势必流于下而影响下焦。

《易经》说：水湿善于流动；《素问》也指出：湿邪容易侵犯人体的下部。下焦是人体少阴癸水即肾水所在之地，而湿气的本质就是水，湿邪流入下焦怎么能不与肾水相合呢！我观察到湿邪流入下焦后，作为病邪的水气旺盛一分，则人体正气组成部分的肾水反而亏损一分，肾水越亏则邪水越旺，到了这种地步就难以治疗了。

人体肾脏所存的真水，化生于肾脏中的元阳之气，正如八卦中坎卦的中满图形所表示的一样，所以治疗湿邪侵入下焦肾的病变，都应以保护肾阳，使火能生土为主要治法。肾与膀胱关系密切如同夫妻一般，所以排泄膀胱中蓄积的水液，使湿邪从下排出，也是保护肾中真阳的治法。脾位于中焦在肾的上游，升提脾阳，从上部论治，也能使水湿不损伤肾中真阳。

如果湿邪侵犯厥阴又该如何治疗呢，从五行生克角度分析，水能生木，但水过多，木反而不能生长，木既然没有了生发之气，也就必然失去了疏泄条达的功能。《内经》中有风湿相争，风不能战胜湿的记载。由此可见，如果湿土之气太盛，风木也有不能胜它的时候，所以治疗侵入厥阴的湿邪，应以恢复风木之脏的生理特性，使其能正常疏泄条达为主要原则。

本书讨论的内容以温热类温病为主，连带讨论四季其他病邪所致的外感病。自宋、元时期以来，医学界大多不太清楚张仲景的《伤寒论》是专门为论述伤寒病而编著的，因而用《伤寒论》一本书来统治四时各种外感病，这很难与临床实际相适应。甚至不同的人编撰的书，都用伤寒为书名。陶节庵一人就曾多次编著过以伤寒命名的书，而且书中的内容有很多是错误和不妥当的，使后世学医的人如同在大雾中行走一样模糊不清，在不知不觉中掉进了深渊。

本书列举了四时各种病邪所致的外感病证，包括春季的温邪、夏季的热邪、长夏的暑湿、秋季的燥邪、冬季的寒邪等病邪引起的病证，如果掌握这些病邪的致病规律，临床治疗就能取得很好的疗效。

春季的温邪、夏季的热邪、秋季的燥邪，致病都容易损伤人体的阴液，后学者如果能在治疗中时刻注意保护阴液，处处提防阴液的损伤，哪里还会有阴精耗竭而导致死亡的顾虑呢？寒邪致病最容易损伤阳气，学习的人如果能够有效地保护阳气，就不会有寒邪化热而损伤阴液，甚至水不胜火而难以救治的顾虑了。即使人体正气受到损伤，医生临证时只要清楚什么情况下应该保护阳气，什么情况下应该滋补阴液，什么情况下应该先保护阳气，在什么情况下应该先滋补阴液，分清了病变的来龙去脉，就能正确掌握病证发生发展的演变规律，得心应手地辨证治疗。

我吴塘再三强调学习者注意的就是湿温一证。因湿是一种杂气，一年四季都能产生，能与一切秽浊之气相混杂，并能侵犯人体各个部位，这中间错综复杂的变化数不胜数，湿邪袭于上焦，其症状与伤寒相似；侵犯下焦，其症状与内伤病相似；犯于中焦，其症状或与外感病相似，或与内伤病相似。而且人体感受湿邪致病，既有从外感受的外湿，也有自内而生的内湿，容易使学习者心中无数，迷惑不定，不知如何掌握。

湿邪致病产生的变证，则有湿痹、水气、咳嗽、痰饮、黄汗、黄疸、肿胀、疟疾、痢疾、淋症、带下、便血、疝气、痔疮、痈脓等病证，比风、火、燥、寒4种病邪致病的种类要多上好多倍，如果不能仔细辨析，认真琢磨，很难不发生张冠李戴的错误。

四十三、湿久不治，伏足少阴，舌白身痛，足跗浮肿，鹿附汤主之。

湿伏少阴，故以鹿茸补督脉之阳。督脉根于少阴，所谓八脉丽于肝肾也。督脉总督诸阳，此阳一升，则诸阳听令。附子补肾中真阳，通行十二经，佐之以菟丝，凭空行气而升发少阴，则身痛可休。独以一味草果，温太阴独胜之寒以醒脾阳，则地气上蒸天气之白苔可除；且草果，子也，凡子皆达下焦。以茯苓淡渗，佐附子开膀胱，小便得

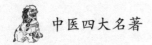

利，而跗肿可愈矣。

鹿附汤方（苦辛咸法）

鹿茸（五钱）附子（三钱）草果（一钱）菟丝子（三钱）茯苓（五钱）

水五杯，煮取二杯，日再服，渣再煮一杯服。

【解读】 四十三、湿邪久留而没有及时治疗，邪伏于足少阴肾经，舌淡苔白，身体疼痛，足背水肿的，用鹿附汤治疗。

湿邪伏于足少阴肾经，所以用鹿茸温补督脉之阳。督脉起源于足少阴肾，也就是通常所说的奇经八脉都隶属于肝肾。督脉统率人体全身的阳气，督脉的阳气一旦升举，则全身各处阳气都随之相应地运行。附子能补肾中的真阳，并使其运行于十二经脉；配合菟丝子以温通行气而升发少阴的真阳，这样身体疼痛就能消失。方中单独用一味草果以温散困阻于太阴的寒邪而振奋脾阳，这样因中焦湿土上气上蒸而形成的白苔就可消除，草果属种子类药物，而大凡种子类药物都能直达下焦。用茯苓淡渗利湿，配合附子能够开通膀胱气化，小便得以通行，足背水肿就可以痊愈。

鹿附汤方（苦辛咸法）

鹿茸15克附子9克草果3克菟丝子79克茯苓15克

上药用水5杯，煎煮成2杯，1日分2次服，药渣加水再煎1杯服用。

四十四、湿久，脾阳消乏，肾阳亦惫者，安肾汤主之。

凡肾阳惫者，必补督脉，故以鹿茸为君，附子、韭子等补肾中真阳，但以苓、术二味，渗湿而补脾阳，釜底增薪法也（其曰安肾者，肾以阳为体，体立而用安矣）。

安肾汤方（辛甘温法）

鹿茸（三钱）胡芦巴（三钱）补骨脂（三钱）韭子（一钱）大茴香（二钱）附子（二钱）茅术（二钱）茯苓（三钱）菟丝子（三钱）

水八杯，煮取三杯，分三次服。大便溏者，加赤石脂。久病恶汤者，可用贰拾分作丸。

【解读】　四十四、湿邪久留，脾阳耗损，肾阳也有虚象的，用安肾汤治疗。

大凡肾阳虚衰的证候，治疗必须用温补肾脉的方法，所以方中以鹿茸作为君药，配合附子、韭菜子等以温补肾中的真阳；并用茯苓、苍术2味药，分利水湿而温补脾阳，这即是通过温补阳气而祛除寒湿的"釜底增薪"的治法（方名所以称为安肾，是因为肾以阳气为本，阳气之本充足，则其功能自然能够正常发挥）。

安肾汤方（辛甘温法）

鹿茸9克胡芦巴9克补骨脂9克韭菜子3克大茴香6克附子6克茅术6克茯苓9克菟丝子9克

上药用水8杯，煎煮成3杯，分3次服。大便稀溏的，加赤石脂。如病久而怕喝汤药的，可用上药20剂制成丸药服。

四十五、湿久伤阳，痿弱不振，肢体麻痹，痔疮下血，术附姜苓汤主之。

按：痔疮有寒湿、热湿之分，下血亦有寒湿、热湿之分。本论不及备载，但载寒湿痔疮下者，以世医但知有热

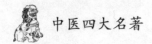
湿痔疮下血，悉以槐花、地榆从事，并不知有寒湿之因，畏姜、附如虎。故因下焦寒湿而类及之，方则两补脾肾两阳也。

术附姜苓汤方（辛温苦淡法）

生白术（五钱）附子（三钱）干姜（三钱）茯苓（五钱）

水五杯，煮取二杯，日再服。

【解读】 四十五、湿邪久留，损伤阳气，精神萎靡不振，肢体麻痹痔疮出血，用术附姜苓汤治疗。

按：痔疮的成因有寒湿和湿热之分，大便出血也有寒湿和湿热的不同，本书不可能全部详细叙述。这里之所以只记载寒湿所致的痔疮出血，是因为社会上的医生只知道有湿热引起的痔疮出血，一概用槐花、地榆之类的药物进行治疗，而不知道还有因寒湿所导致的，因而在治疗上对干姜、附子之类的药物畏之如虎。所以在论述下焦寒湿证治时联系到这种寒湿所致的痔疮出血，选方用药立足于两补脾肾阳气。

术附姜苓汤方（辛温苦淡法）

生白术15克附子9克干姜9克茯苓15克

上药用水5杯，煎煮成2杯，1日分2次服。

四十六、先便后血，小肠寒湿，黄土汤主之。

此因上条而类及，以补偏救弊也，义见前条注下。前方纯用刚者，此方则以刚药健脾而渗湿，柔药保肝肾之阴而补丧失之血，刚柔相济，又立一法，以开学者门径。后世黑地黄丸法，盖仿诸此。

黄土汤方（甘苦合用、刚柔互济法）

甘草（三钱）干地黄（三钱）白术（三钱）附子
（炮，三钱）阿胶（三钱）黄芩（三钱）灶中黄土（半
斤）

水八升，煮取二升，分温二服（分量服法，悉录古
方，未敢增减，用者自行斟酌可也）。

【解读】 四十六、先大便而后出血，由小肠寒湿所
致的，用黄土汤治疗。

本条内与上条内容有关联而加以讨论，目的在于纠正
一些医生对本病证治类型认识的偏差，其具体临床意义可
参看上条注解。前条所用的方剂完全使用刚燥性质的药
物，而本方则既用刚燥性质的药物健脾利温，又用柔润性
质的药物滋补肝肾之阴以补充丧失的血液。刚燥药物与柔
润药物相互配合，是治疗上的又一大法，可以启发学习者
的思路，帮助开启学习门径。后世黑地黄丸一方，也是仿
照本方配伍方法所创制的。

黄土汤方（甘苦合用、刚柔互济法）

甘草9克干地黄9克白术9克附子（炮用）9克阿胶
9克黄芩9克灶中黄土250克

上药用水4升，煎煮成1升，分2次温服（本方的药
量和服药方法完全是按照古方抄录的，没有作任何增减变
动。使用者可根据临床实际情况灵活掌握，随证加减）。

四十七、秋湿内伏，冬寒外加，脉紧无汗，恶寒身
病，喘咳稀痰，胸满舌白滑，恶水不欲饮，甚则倚息不得
卧，腹中微胀，小青龙汤主之；脉数有汗，小青龙去麻、
辛主之；大汗出者，倍桂枝，减干姜，加麻黄根。

此条以《经》有"秋伤于湿，冬生咳嗽"之明文，

95

故补三焦饮症数则，略示门径。按《经》谓秋伤于湿者，以长夏湿土之气，介在夏秋之间，七月大火西流，月建申，申者，阳气毕伸也。湿无阳气不发，阳伸之极，湿发亦重，人感此而至冬日寒水司令，湿水同体相搏而病矣。

喻氏擅改经文，谓湿曰燥者，不明六气运行之道。如大寒，冬令也，厥阴气至而纸鸢起矣。四月，夏令也，古谓首夏犹清和，俗谓四月为麦秀寒，均谓时虽夏令，风木之气犹未尽灭也。他令仿此。至于湿土寄旺四时，虽在冬令，朱子谓"将大雨雪，必先微温"，盖微温则阳气通，阳通则湿行，湿行而雪势成矣，况秋日竟无湿气乎！

此其间有说焉，《经》所言之秋，指中秋以前而言，秋之前半截也；喻氏所指之秋，指秋分以后而言，秋之后半截也。古脱燥论，盖世远年湮，残缺脱简耳。喻氏补论诚是，但不应擅改经文，竟崇己说，而不体之日月运行，寒暑倚伏之理与气也。喻氏学问诚高，特霸气未消，其温病论亦犯此病。学者遇咳嗽之证，兼合脉色，以详察其何因，为湿，为燥，为风，为火，为阴虚，为阳弱，为前候伏气，为现行时令，为外感而发动内伤，为内伤而招引外感，历历分明。或当用温用凉，用补用泻，或寓补于泻，或寓泻于补，择用先师何法何方，妙手空空，毫无成见，因物付物，自无差忒矣。

即如此症，以喘咳痰稀，不欲饮水，胸满腹胀，舌白，定其为伏湿痰饮所致。以脉紧无汗，为遇寒而发，故用仲景先师辛温甘酸之小青龙，外发寒而内蠲饮，龙行而火随，故寒可去；龙动而水行，故饮可蠲。以自汗脉数（此因饮邪上冲肺气之数，不可认为火数），为遇风而发，不可再行误汗伤阳，使饮无畏忌，故去汤中之麻黄、细辛发太阳、少阴之表者，倍桂枝以安其表。汗甚则以麻黄根收表疏之汗。夫根有归束之义，麻黄能行太阳之表，即以其根归束太阳之气也。大汗出减干姜者，畏其辛而致汗也。有汗去麻、辛不去干姜者，干姜根而中实，色黄而圆（土象也，土性缓），不比麻黄干而中空，色青而直（木象也，木性急，干姜岂性缓药哉！较之麻黄为缓耳。且干姜得丙火煅炼而成，能守中阳；麻黄则纯行卫阳，故其剽急之性，远甚于干姜也），细辛细而辛窜，走络最急也（且少阴经之报使，误发少阴汗者，必伐血）。

小青龙汤方（辛甘复酸法）

麻黄（去节，三钱）甘草（炙，三钱）桂枝（去皮，五钱）芍药（三钱）五味（二钱）干姜（三钱）半夏（五钱）细辛（二钱）

水八碗，先煮麻黄减一碗许，去上沫，纳诸药，煮取三碗，去滓，温服一碗。得效，缓后服，不知，再服。

【解读】 四十七、秋季感受湿邪伏藏体内，到了冬季又受到寒邪的侵袭，出现脉紧无汗，恶寒，身体疼痛，气喘咳嗽，咳吐稀痰，胸部满闷，舌苔白滑，厌恶喝水，严重的可见端坐呼吸不能平卧，腹部轻微胀满等症状，用小青龙汤治疗；如果脉象数而出汗的，可用小青龙汤去麻黄、细辛治疗；如果身出大汗的，方中桂枝用量加倍，下姜用量减少，再加入麻黄根治疗。

本条的提出是因为《内经》中已有"秋季被湿邪所伤，冬季就会发生咳嗽"的明确记载，所以补充了三焦痰饮水湿证候数条，简要提示一下本证的治疗方法。

按:《内经》之所以说秋季被湿邪所伤,是因为长夏季节为湿土之气当令,从时间而言它处于夏季和秋季之间,7月份大火星辰向西运行,是北斗星柄指向申时的建申月份。申月是自然界阳气充分伸展并达到极点的月份,而湿气没有阳气的鼓动就不能独自升发,当阳气伸展已达到极点时,湿气的升发也就很多。人体此时感受这种湿气,到了冬季寒水当令的季节再受寒气,湿气与寒水之气在同一机体内相互搏结而随之产生了病变。

喻嘉言擅自更改《内经》原文,把秋伤于湿说成是秋伤于燥,这是不依自然界六气运行规律的缘故。比如24节气中的大寒主于冬令,此时若春季的厥阴风木之气已经吹来,则风筝就可以随风升空了。4月份已经进入夏季,古人说初夏的气候仍然比较清冷凉爽,民间说4月是麦子已经吐穗而气候仍较寒冷的"麦秀寒"时期,意思都是说时令已进入夏季,但春季当令的风木之气仍然没有完全消失。其他季节更迭时的气候变化也与此相似。

至于湿土之气则是一年四季都能产生,即使在冬季也能旺盛,朱熹曾经说过:冬天在将要下大雪的时候,必然先出现微暖的气候。因为在稍微有些温暖的天气里,阳气易于运行,阳气得通则湿气就能流动,湿气流动而下雪的天气就形成了。冬季都有湿气的存在,秋季又怎么能没有湿气呢!对这一问题也有这样的说法,认为《内经》中所说的"秋",是指中秋节前的一月时间,也就是秋季的前半段时间;喻嘉言所说的"秋",是指秋分以后的一段时间,也就是秋季的后半段时间。古书中之所以遗漏了燥气致病的记载,是由于年代久远,书简遗失残缺的缘故。

喻嘉言补充论述燥气致病虽然是对的，但不应该擅自更改《内经》原文，只推崇自己的学说，而不去体会自然界的日月运行、四季寒暑更迭变化的道理和时令主气的规律。喻嘉言的学问虽然很高，但学风过于武断，有学霸之气，他对温病的有关论述也有这类弊病。

学习者如果遇到咳嗽的证候，应该结合脉象、气色等进行全面分析，详尽地辨察是什么原因导致的，是湿邪、燥邪、风邪，还是火邪？体质偏于阴虚，还是偏下阳虚？是外感，而引发内伤，还是因内伤而招引外感？这些都必须一一分析清楚。治疗应该用温热药物，还是寒凉药物？用补法，还是泻法？是将补法包含在泻法中运用，还是将泻法体现在补法中运用？选择运用前代医家的什么治法，什么方剂？凡此种种，高明的医生都不应抱有成见，不可有固定的框框。辨证论治，有针对性地处方用药，治疗效果不会产生任何差错。就拿本证来说，根据气喘咳嗽，咳吐稀痰，不想喝水，胸部满闷，腹部作胀，舌苔色白等症状，可以确定本证是由湿邪内伏、痰饮内停所致。根据脉紧无汗，可认定为外感寒邪而引发。

所以，治疗采用张仲景先师所制定的药性辛温甘酸的小青龙汤，外散发寒而内除痰饮。龙一行走则火即跟随，所以小青龙汤能祛除寒邪；龙一活动则众也随之而动，所以小青龙汤能消除痰饮。

根据自汗出，脉象数（这是由于饮邪向上冲击肺气所引起的脉数，不能误认为是火邪所致的数脉），可明确为外感风邪而引发，治疗不能再误用发汗的方法加损伤阳气，使水饮之邪无所制约，所以减去小青龙汤中麻黄、细辛这两味发散太阳、少阴表邪的药物，桂枝用量加倍以固护肌表。汗出较多，用麻黄根收敛因肌表疏松所致的出汗。根有回归约束的含义，麻黄能发散太阳之表，即用它的根以归纳约束太阳卫表之气。大汗出之所以减少干姜用量，是防止它辛散而导致汗出更多。

有汗之所以去麻黄、细辛而不去干姜，是因为干姜属于根块类药物，中实而不空，颜色黄而呈圆形（属于五行中土象，土性和缓），不像麻黄为秆茎类药物，中间空而不实，颜色青而形状笔直（属于五行中的木象，木性偏急。但干姜难道属于性质和缓的药吗？这里只是与麻黄相比较而言，其性质较为缓和而已。并且干姜是经过阳光曝晒，得火热之气锻炼而制成，所以能够守护中焦阳气；而麻黄则单纯宣开卫表阳气，所以它勇猛迅捷的药性远远超过干姜），细辛药形细小，味辛散而药性走窜，行走经络最为急速（并且它是少阴经脉的引经药，误用它发散少阴经的汗液，势必克伐阴血）。

小青龙汤方（辛甘复酸法）

麻黄（去节）9克甘草（炙）9克芍药9克干姜9克桂枝（去皮）15克半夏15克细辛6克五味子6克

上药用水8碗，先煮麻黄至水液减少1碗左右，去掉浮在上面的药沫，加入其他各药，煎煮成3碗，去掉药渣，温服1碗。如果出现药效，则暂缓服用余下药液；如果不见效，再继续服药。

四十八、喘咳息促，吐稀涎，脉洪数，右大于左，喉哑，是为热饮，麻杏石甘汤主之。

《金匮》谓：病痰饮者，当以温药和之。盖饮属阴邪，非温不化，故饮病当温者，十有八、九，然当清者，亦有一、二。如此证息促，知在上焦；涎稀，知非劳伤之咳，亦非火邪之但咳无痰而喉哑者可比；右大于左，纯然肺病。此乃饮邪隔拒，心气壅遏，肺气不能下达。音出于肺，金实不鸣。故以麻黄中空而达外，杏仁中实而降里，石膏辛淡性寒，质重而气清轻，合麻杏而宣气分之郁热，甘草之甘以缓急，补土以生金也。按此方即大青龙之去桂枝、姜、枣者也。

麻杏石甘汤方（辛凉甘淡法）

麻黄（去节，三钱）杏仁（去皮尖碾细，三钱）石膏（碾，三钱）甘草（炙，二钱）

水八杯，先煮麻黄，减二杯，去沫，纳诸药，煮取三杯，先服一杯，以喉亮为度。

【解读】　四十八、气喘咳嗽，呼吸急促，咯吐稀薄痰涎，脉象洪数，右手脉象大于左手，声音嘶哑，是热饮内停所致，用麻杏石甘汤治疗。

《金匮要略》说：患痰饮证的患者，应当采用温热性的药物调治。因为痰饮属于一种阴寒病邪，不用温热性的药物则难以化除，所以痰饮病需要用温热性药物治疗的，十个患者中就占到八九个之多。应当使用清法治疗的，十个患者当中只有一二个。如本条所说的证候，根据患者呼吸急促知道病变部位在上焦；从痰液清稀可以知道，这既不是肺痨内伤的咳嗽，与火邪犯肺所致的干咳无痰、咽喉嘶哑的证候也不相同；脉象右手大于左手，完全是肺经病变的表现。此证由痰饮阻隔上焦，心火被其壅塞，肺气不能下降所致。

人的声音发源于肺，邪侵入肺金导致肺气壅塞，则不能发出响亮的声音。所以治疗用秆茎中空的麻黄以宣开卫表，达邪外出；用中间充实的苦杏仁以宣降肺气；石膏药味辛淡而药性寒凉，质地虽重而气味清轻，与麻黄、苦杏仁配合可以宣泄气分郁热；甘草味甘能缓和病势的急迫，并能补益脾土以滋养肺金。实际上本方就是由大青龙汤减去桂枝、生姜、大枣而组成。

麻杏石甘汤方（辛凉甘淡法）

麻黄（去节）9克苦杏仁（去掉皮和尖，碾细）9克石膏（碾细）9克甘草（炙）6克

上药用水8杯，先煎煮麻黄，至水减少2杯时，去掉药液上的药沫加入其他各药，煎煮成3杯，先服一杯，以嗓音洪亮为治愈标准。

四十九、支饮不得息，葶苈大枣泻肺汤主之。

支饮上壅胸膈，直阻肺气，不令下降，呼息难通，非用急法不可。故以禀金火之气，破癥瘕积聚，通用水道，性急之葶苈，急泻肺中之壅塞；然其性剽悍，药必入胃过脾，恐伤脾胃中和之气，故以守中缓中之大枣，护脾胃而监制之，使不旁伤他脏，一急一缓，一苦一甘，相须成功也。

葶苈大枣泻肺汤（苦辛甘法）

苦葶苈（炒香碾细，三钱）大枣（去核，五枚）

水五杯，煮成二杯，分二次服。得效，减其制；不效，再作服，衰其大半而止。

【解读】　四十九、支饮呼吸困难的，用葶苈大枣泻肺汤治疗。

支饮上留滞于胸膈，直接阻遏肺气，使肺气不得下降，以致呼吸困难，气息不畅，治疗必须用作用急速的方药才能奏效。所以用生长于夏秋季节禀承了时令秋金之气，能够破散痞块积聚，通利水液排泄通道，药性快速的葶苈子，以迅速泻除肺中壅塞水饮；但是葶苈子药性过于猛烈，药力容易影响到胃和脾，有损伤中焦脾胃之气的可能，所以用保护调和中气的大枣，以保护脾胃而制约其药性，使它不损伤其他脏腑。通过这样的配伍，药件一缓一急，药味一苦一甘，相辅相成，自然能够取得预期疗效。

葶苈大枣泻肺汤（苦辛甘法）

苦葶苈子（炒至香味出，碾细）9克大枣（去核）5枚

上药用水5杯，煎煮成2杯，分2次服。药后取得疗效，即减少药物用量；若不见效，则继续按原方药量服用。病变去除大半后即应停止服药。

五十、饮家反渴，必重用辛，上焦加干姜、桂枝，中焦加枳实、橘皮，下焦加附子、生姜。

《金匮》谓干姜、桂枝为热药也，服之当遂渴，今反不渴者，饮也。是以不渴定其为饮，人所易知也。又云："水在肺，其人渴"，是饮家亦有渴症，人所不知。今人见渴投凉，轻则用花粉、冬、地，重则用石膏、知母，全然不识病情。盖火咳无痰，劳咳胶痰，饮咳稀痰，兼风寒则难出，不兼风寒则易出，深则难出，浅则易出。其在上焦也，郁遏肺气，不能清肃下降，反挟心火上升烁咽，渴欲饮水，愈饮愈渴。饮后水不得行，则愈饮愈咳，愈咳愈渴，明知其为饮而渴也，用辛何妨？《内经》所谓辛能润

是也。以干姜峻散肺中寒水之气，而补肺金之体，使肺气
得宣，而渴止咳定矣。其在中焦也，水停心下，郁遏心气
不得下降，反来上烁咽喉，又格拒肾中真液，不得上潮于
喉，故嗌干而渴也。重用枳实急通幽门，使水得下行而脏
气各安其位，各司其事，不渴不咳矣。其在下焦也，水郁
膀胱，格拒真水不得外滋上潮，且邪水旺一分，真水反亏
一分，藏真水者，肾也，肾恶燥，又肾脉入心，由心入
肺，从肺系上循喉咙，平人之不渴者，全赖此脉之通调，
开窍于舌下玉英、廉泉，今下焦水积而肾脉不得通调，故
亦渴也。附子合生姜为真武法，补北方司水之神，使邪水
畅流，而真水滋生矣。大抵饮家当恶水，不渴者其病犹
轻，渴者其病必重。如温热应渴，渴者犹轻，不渴者甚
重，反象也。所谓加者，于应用方中，重加之也。

【解读】　五十、痰饮内停的患者，反而出现口渴症
状，治疗必须重用辛味药物，病在上焦的应加用干姜、桂
枝；病在中焦的应加用枳实、橘皮；病在下焦的应加用附
子、生姜。

《金匮要略》指出：干姜、桂枝都是热性药物，服药
后应当立即出现口渴，现在反而不渴的，是水饮内停的表
现。这是根据口不渴的表现而确定其病为水饮内停，对此
人们比较容易理解。《金匮要略》还说：水饮停留在肺，
患者可见口渴。这说明水饮内停的患者可以出现口渴症
状，对此人们就不太清楚了。现在的医生一见口渴就使用
寒凉药物，轻则用天花粉、麦冬、生地黄等药，重则用石
膏、知母等药，完全不了解病情。

一般而言，火邪所致的咳嗽大多无痰，劳伤咳嗽多为

黏痰，痰饮咳嗽多为稀痰，兼有风寒则痰多难咯，不兼风寒则痰多易出，痰伏部位较深的痰不易咯，较浅的则易咯出。痰饮停留于上焦，则郁遏肺气，肺失清肃，肺气不能下降，反而夹心火上升熏灼口烟，以致渴欲饮水，而且越喝越渴。而且，因饮水后水液不能正常运行而停留为水饮，所以越喝水则咳嗽越重，越咳嗽则口渴越明显。既然明知道这是饮邪引起的口渴，用辛味药物治又有什么不可以呢？这就是《内经》所说辛味药物能够滋润的意思。

用干姜峻猛地温散肺中寒水之气，同时温补肺脏，使肺气得以宣展，则口渴能够解除，咳嗽能够平定。痰饮停留于中焦的，由于水饮停聚在心下部位，郁遏心经火气不能下降，反而向上熏灼咽喉，同时又阻隔下焦肾中真液不能上行滋润咽喉，所以出现咽喉干燥而口渴的症状。治疗重用枳实迅速疏通地幽门，使水饮得以下行，则各个脏腑能够在其位置上正常发挥生理功能，这样就不会出现口渴、咳嗽了。水饮停留于下焦的，由于水湿郁阻膀胱，阳隔肾中真阴不能外达滋养、上潮濡润，而且作为病邪的水湿旺盛一分，则人体肾脏的真阴反而亏虚一分。

人体储藏真阴的脏腑是肾脏，而肾在生理上最怕干燥。并且，肾的经脉向上循行入心，从心入于肺，再从肺系进一步向上循行至喉咙，正常人之所以不出现口渴，完全是依赖这条经脉的疏通畅达，使开窍于舌下的玉液、廉泉穴不断有津液溢出，现在水湿积聚下焦，导致肾的经脉不能通达调畅，所以也可以出现口渴症状。治疗用附子与生姜配合属于真武汤的治疗方法，能温补北方掌管水之神，也就是肾中阳气，使病的水湿顺畅外流，则肾中真阴

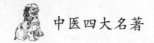

就可以正常滋生。

大凡痰饮水湿为患的患者都会厌恶喝水，所以见有口不渴的说明病情比较轻浅，而出现口渴的，则病情必然比较严重。同样道理，温热病应当有口渴，所以口渴的病情比较轻浅，而口不渴的则病情非常严重，这是一种外在表现与内在病变不相一致的现象。至于条文中所说的"加"，是指在对证所选用的方剂中重用上述药物的意思。

五一、饮家阴吹，脉弦而迟，不得固执《金匮》法，当反用之，橘半桂苓枳姜汤主之。

《金匮》谓阴吹正喧，猪膏发煎主之。盖以胃中津液不足，大肠津液枯槁，气不后行，逼走前阴，故重用润法，俾津液充足流行，浊气仍归旧路矣。若饮家之阴吹，则大不然。盖痰饮蟠踞中焦，必有不寐、不食、不饥、不便、恶水等证，脉不数而迟弦，其为非津液之枯槁，乃津液之积聚胃口可知。故用九窍不和，皆属胃病例，峻通胃液下行，使大肠得胃中津液滋润而病如失矣。此证系余治验，故附录于此，以开一条门径。

橘半桂苓枳姜汤（苦辛淡法）

半夏（二两）小枳实（一两）橘皮（六钱）桂枝（一两）茯苓块（六钱）生姜（六钱）

甘澜水十碗，煮成四碗，分四次，日三夜一服，以愈为度。愈后以温中补脾，使饮不聚为要。其下焦虚寒者，温下焦。肥人用温燥法，瘦人用温平法。

按：痰饮有四，除久留之伏饮，非因暑湿暴得者不议外，悬饮已见于伏暑例中，暑饮相搏，见上焦篇第二十九条。兹特补支饮、溢饮之由，及暑湿暴得者，望医者及时去病，以免留伏之患。并补《金匮》所未及者二条，以开后学读书之法。《金匮》溢饮条下，谓大青龙汤主之，小青龙汤亦主之。注家俱不甚晰，何以同一溢饮，而用寒用热，两不相侔哉？按大青龙有石膏、杏仁、生姜、大枣，而无干姜、细辛、五味、半夏、白芍，盖大青龙主脉洪数，面赤，喉哑之热饮；小青龙主脉弦紧，不渴之寒饮也。由此类推，"胸中有微饮，苓桂术甘汤主之，肾气丸亦主之"，苓桂术甘，外饮治脾也；肾气丸，内饮治肾也。再胸痹门中，"胸痹心中痞，留气结在胸，胸满，胁下逆抢心，枳实薤白汤主之，人参汤亦主之"，又何以一通一补，而主一胸痹乎？盖胸痹因寒湿痰饮之实证，则宜通阳，补之不惟不愈，人参增气且致喘满；若无风寒痰饮之外因、不内外因，但系胸中清阳之气不足而痹痛者，如苦读书而妄想、好歌曲而无度，重伤胸中阳气者，老人清阳日薄者，若再以薤白、栝蒌、枳实，滑之、泻之、通之，是速之成劳也，断非人参汤不可。学者能从此类推，方不死于句下，方可与言读书也。

【解读】　五十一、痰饮患者出现阴道排气有声的阴吹症状，脉象弦而迟的，治疗不能固守《金匮要略》有关阴吹的治法，而应当采取与它作用相反的治疗方法，可用橘半桂苓枳姜汤治疗。

《金匮要略》指出，阴道有气体排出，如同吹气一样发出声响而连续不断的，用猪膏发煎治疗。此证由胃中津液不足，大肠津液干燥，肠中气体不能从后阴肛门排出而被迫从前阴排出所致，所以治疗重用滋润的方法，使津液充足并能正常流动，则肠中浊气就会仍然回归原来的

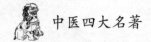

通路。

如果痰饮患者出现阴吹症状，则与《金匮要略》所说的病机有很大不同。痰饮盘踞中焦，临床必然可见不能入眠、不欲饮食、不知饥饿、不解大便、厌恶喝水等症状，脉象不数而迟弦，说明本证并不是由于津液的干枯，而是因为水液积聚在胃口所致。所以运用前人关于九窍不和都属于胃病的治疗原则，峻猛而迅速地疏通胃中津液下行，使大肠能够得到胃中津液滋润，从而使病变消失。本条提出的对这一证候的治法，是我临证治疗获得良效的经验，所以附录在这里，以开辟一条治疗本病的新途径。

橘半桂苓枳姜汤（苦辛淡法）

半夏60克 小枳实30克 桂枝30克 橘皮18克 茯苓块18克 生姜18克

上药用甘澜水10碗，煎煮成4碗，分4次服。白天服3次，夜晚服1次，至病痊愈为止。病愈后继续采用温中补脾法巩固，使水饮之邪不再停聚。如果属于下焦虚寒的，采用温补下焦的治法。肥胖的人一般用温燥法，消瘦的人一般用温而不燥的治法。

按：有关痰饮的证候，一般可分为4种类型。除了停留日久的伏饮，因其不是暴感暑湿所致的痰饮证这里不加讨论之外，其他如悬饮的证治已见于伏暑证治条文中，暑邪与水饮相搏结的证治已见于上焦篇第29条。这里特补充论述支饮、溢饮两证的成因，以及外感暑湿所致痰饮的证治，希望临床医生能够及时地祛除病邪，以避免病邪留伏不去引起的后患。同时还补充了《金匮要略》没有论述到的痰饮证治两条，以开拓后世学医者的思路和方法。

《金匮要略》在溢饮条下说可用大青龙汤治疗，也可以用小青龙汤治疗。注解《金匮要略》的医家对本条的分析都不太清楚，为什么同是溢饮证候，而治疗一用寒药一用热药，两者各不相同呢？从方药分析来看，大青龙汤中有石膏、苦杏仁、生姜、大枣，而没有干姜、细辛、五味子、半夏、白芍，所以大青龙汤主治脉象洪数，面部红赤，咽喉嘶哑的热饮证；而小青龙汤则主治脉象弦紧，口不渴的寒饮证。

由此类推，《金匮要略》所说"胸中有轻微水饮，用苓桂术甘汤治疗，也可用肾气丸治疗"，说明胸中微饮的治疗既有属饮邪外犯而用苓桂术甘汤从脾论治的方法，也有属饮邪内溢而用肾气丸从肾治疗的方法。

此外，《金匮要略》胸痹中有"胸痹证胸中痞闷，阳气郁结在胸中，胸部胀满，胁下有气向上冲击心胸部位，用枳实薤白汤治疗，也可用人参汤治疗"的条文。

这里为什么治疗同一种胸痹一用宣通一用补养呢？主要因为胸痹属于寒湿痰饮之邪所致的实证，则应以温运阳气法治疗。若用补益的方法不仅不能使病痊愈，反而会因人参的壅补而导致气机壅塞，出现气喘胸满症状；如果胸痹证没有风寒、痰饮等外因、不内外因存在，属于单纯胸中阳气不足而导致胸中痹痛的，如刻苦读书而又好幻想，喜好唱歌而又没有节制，从而严重损伤了胸中阳气，或者老年患者胸中阳气已经日渐衰弱，如果再盲目使用薤白、瓜蒌、枳实等药化痰、泻下、通里，则必然加速病情演变为劳病重证，此时必须使用人参汤进行治疗。

学习者如果能够依此类推，不刻板、不机械地理解前

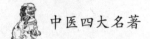
人所说的语句，这样的人才能与他讨论应当怎样读书。

五十二、暴感寒湿成疝，寒热往来，脉弦反数，舌白滑，或无苔不渴，当脐痛，或胁下痛，椒桂汤主之。

此小邪中里证也。疝，气结如山也。此肝脏本虚，或素有肝郁，或因暴怒，又猝感寒湿，秋月多得之。既有寒热之表证，又有脐痛之里证，表里俱急，不得不用两解。方以川椒、吴萸、小茴香直入肝脏之里，又芳香化浊流气；以柴胡从少阳领邪出表，病在肝治胆也；又以桂枝协济柴胡者，病在少阴，治在太阳也，《经》所谓病在脏治其腑之义也，况又有寒热之表证乎！佐以青皮、广皮，从中达外，峻伐肝邪也；使以良姜，温下焦之里也，水用急流，驱浊阴使无留滞也。

椒桂汤方（苦辛通法）

川椒（炒黑，六钱）桂枝（六钱）良姜（三钱）柴胡（六钱）小茴香（四钱）广皮（三钱）吴茱萸（泡淡，四钱）青皮（三钱）

急流水八碗，煮成三碗，温服一碗，覆被令微汗佳；不汗，服第二碗，接饮生姜汤促之；得汗，次早服第三碗，不必覆被再令汗。

【解读】　五十二、突然感受寒湿而形成疝气，症见时寒时热，往来交替，脉象弦而反数，舌苔白滑，或无苔，口不渴，肚脐部位疼痛，或胁下疼痛，用椒桂汤治疗。

这是轻微病邪侵入于里的证候。疝气，是指小腹部气结不通，局部鼓出，如同山峰一样突起的病证，这种证候多因肝脏本就虚弱，或平素就有肝气郁结，或勃然大怒，加上突然感受寒湿之邪而引起，以秋季发病较为多见。

疝气患者既可见寒热往来的表证，又有脐部疼痛的里证，表里见证都非常显著，治疗必须使用表里两解的方法。椒桂汤中用花椒、吴茱萸、小茴香可直入肝经之里，又能芳香化浊，流畅气机；用柴胡从少阳胆经引邪外出于表，这是病在肝从胆治疗的用药方法；方中又用桂枝协助柴胡祛邪，这是病在足少阴肾经，但治疗从足太阳膀胱经着手的用药方法，即《内经》所说的：病在脏而从其腑论治的道理，更何况本证还有寒热往来等表证呢？

方中以青皮、广陈皮为佐药，可从中达外，峻猛地驱除肝经的邪气；再用高良姜为使药，以温暖下焦之里；煎药用急流水，可以迅速驱除阴寒浊邪，使它不致留伏停滞。

椒桂汤方（苦辛通法）

花椒（炒黑用）18 克桂枝 18 克柴胡 18 克小茴香 12克吴茱萸（泡淡用）12 克青皮 9 克高良姜 9 克广皮 9 克

上药用急流水 8 碗，煎煮成 3 碗，先温服 1 碗，药后即盖上棉被，以使患者微微出汗为佳；不出汗，再服第 2碗，并接着喝一些生姜汤以促进发汗；如药后得汗，第 2日早晨再服第 3 碗，药后不必盖棉被再使其出汗。

五十三、寒疝，脉弦紧，胁下偏痛，发热，大黄附子汤主之。

此邪居厥阴，表里俱急，故用温下法以两解之也。脉弦为肝郁，紧，里寒也；胁下偏痛，肝胆经络为寒湿所搏，郁于血分而为痛也；发热者，胆因肝而郁也。故用附子温里通阳，细辛暖水脏而散寒湿之邪；肝胆无出路，故用大黄，借胃腑以为出路也；大黄之苦，合附子、细辛之辛，苦与辛合，能降能通，通则不痛也。

大黄附子汤方（苦辛温下法）

大黄（五钱）熟附子（五钱）细辛（三钱）

水五杯，煮取两杯，分温二服（原方分量甚重，此则从时改轻，临时对证斟酌）。

【解读】 五十三、寒疝症见脉弦紧，胁下一侧疼痛，有发热，可用大黄附子汤治疗。

这是病邪侵入厥阴肝经，表里见症都很显著的证候，所以用温下的方法以两解表里。脉弦是肝气郁结的表现，脉紧则是里寒的征象；胁下一侧疼痛，是因肝胆经络被寒湿搏结，血脉郁阻不通而引起的；发热是少阳胆经之气因肝经病变而郁滞的结果。所以治疗用附子湿里通阳，细辛温暖主水的肾脏而驱散寒湿病邪；肝和胆没有直接使邪气外排的通路，所以用大黄通泄胃腑以作为病邪外泄的通路。同时，用大黄的苦味配合附子、细辛的辛味，苦味与辛味相合，既能降泄邪气，又能疏通经络，一旦脏腑郁结得通，疼痛就会消失。

大黄附子汤方（苦辛温下法）

大黄15克熟附子15克细辛9克

上药用水5杯，煎煮成2杯，分2次温服（原方的药物用量很重，这里根据目前的临床实际减轻了用量，运用时应根据具体证候灵活掌握）。

五十四、寒疝少腹或脐旁，下引睾丸，或掣胁，下掣腰，痛不可忍者，天台乌药散主之。

此寒湿客于肝肾小肠而为病，故方用温通足厥阴手太阳之药也。乌药祛膀胱冷气，能消肿止痛；木香透络定痛；青皮行气伐肝；良姜温脏劫寒；茴香温关元，暖腰肾，又能透络定痛；槟榔至坚，直达肛门散结气，使坚者溃，聚者散，引诸药逐浊气，由肛门而出；川楝导小肠湿热，由小便下行，炒以斩关夺门之巴豆，用气味而不用形质，使巴豆帅气药散无形之寒，随槟榔下出肛门；川楝得巴豆迅烈之气，逐有形之湿，从小便而去，俾有形无形之结邪，一齐解散而病根拔矣。

按：疝瘕之证尚多，以其因于寒湿，故因下焦寒湿而类及三条，略示门径，直接中焦篇腹满腹痛等证。古人良法甚夥，而张子和专主于下，本之《金匮》病至其年月日时复发者当下之例，而方则从大黄附子汤悟入，并将淋、带、痔疮、癃闭等证，悉收入疝门，盖皆下焦寒湿、湿热居多。而叶氏于妇科久病癥瘕，则以通补奇经，温养肝肾为主，盖本之《内经》"任脉为病，男子七疝，女子带下瘕聚"也。此外良法甚多，学者当于各家求之，兹不备载。

天台乌药散方（苦辛热急通法）

乌药（五钱）木香（五钱）小茴香（炒黑，五钱）良姜（炒，五钱）青皮（五钱）川楝子（十枚）巴豆（七十二粒）槟榔（五钱）

先以巴豆微打破，加麸数合，炒川楝子，以巴豆黑透为度，去巴豆、麸子不用，但以川楝同前药为极细末，黄酒和服一钱。不能饮者，姜汤代之。重者日再服，痛不可忍者，日三服。

【解读】 五十四、寒疝症见少腹或脐旁疼痛，疼痛向下放射至睾丸或牵引到胁下，向下牵到腰部，疼痛难以忍受的，用天台乌药散治疗。

这是寒湿病邪侵入肝、肾和小肠而产生的病变，所以方中使用了温通足厥阴肝和手太阳小肠的药物。乌药能够祛除膀胱阴寒之气，并能消肿止痛；木香能够辛香宣通经络以止痛；青皮行气解郁，疏泄肝经之邪；高良姜温腰内脏，祛除寒邪；小茴香温暖小腹关元穴和腰肾部位，又能香窜通络止痛；槟榔果实最为坚硬，药性可直达肛门消散郁结之气，能促使腹部坚硬积聚的瘀结肿块溃散，并引导其他各药驱逐邪气浊气，使其从肛门排出体外；川楝子可导泄小肠湿热，使邪从小肠下行，用具有攻导逐邪作用的巴豆拌炒，是取巴豆的气味而不用它的形质。以巴豆率领各气分药以破散无形之寒，并随槟榔的下行作用从肛门排出体外。川楝子经用巴豆拌炒后获得了巴豆的峻猛药性，能够驱逐有形湿邪，使其从小便而去。只要使有形与无形的结聚之邪全部外解消散，就能使病根拔除而获得痊愈。

按：疝气、癥瘕病证的类型还有很多，因其多由寒湿之邪引起，所以本篇在讨论下焦寒湿证候时，因性质相似也一并讨论了3条，简要提示了治疗方法，并可直接与中焦篇的腹满腹痛等证治相衔接；这类证候古人有很多好的治疗方法，其中张子和专门善于使用攻下之法，他是根据《金匮要略》关于病到了一定时候又复发的应当攻下的精神而立法，所用方剂则是从大黄附子汤化裁而来，并将淋证、带下、痔疮、小便癃闭不通等症都收入疝气门内，因为这些病证的成因也都是以下焦寒湿和湿热为多。叶天士治疗妇科久病的癥瘕，则以疏通补养奇经八脉，温养肝肾为主，这是来源于《内经》"任脉发生病变，男子产生7种疝气、女子则出现带下、癥瘕和积聚"的理论。此外，还有很多好的治疗方法，学习者应当到各个著名医家的论述中去探索寻求，这里就不一一详细记载了。

天台乌药散方（苦辛热急通法）

乌药15克木香15克小茴香（炒黑用）15克高良姜（炒用）15克青皮15克川楝子10枚巴豆72粒槟榔15克

上药用时先将巴豆稍微打破，加麸皮数合（一合约30克），与川楝子一起炒，炒至巴豆完全变黑为止。去掉巴豆、麸皮不用，只用川楝子与上述各药研成极细药末，用黄酒调服3克。不能喝酒的用生姜汤代替。病情重的1日服2次，疼痛剧烈难以忍受的，1日服3次。

湿　温

五十五、湿温久羁，三焦弥漫，神昏窍阻，少腹硬满，大便不下，宣清导浊汤主之。

此湿久郁结于下焦气分，闭塞不通之象，故用能升、能降、苦泄滞、淡渗湿之猪苓，合甘少淡多之茯苓，以渗湿利气；寒水石色白性寒，由肺直达肛门，宣湿清热。盖膀胱主气化，肺开气化之源，肺藏魄，肛门曰魄门，肺与大肠相表里之义也；晚蚕砂化浊中清气，大凡肉体未有死而不腐者，蚕则僵而不腐，得清气之纯粹者也，故其粪不臭不变色，得蚕之纯清，虽走浊道而清气独全，既能下走少腹之浊部，又能化浊湿而使之归清，以己之正，正人之不正也，用晚者，本年再生之蚕，取其生化最速也；皂荚辛咸性燥，入肺与大肠，金能退暑，燥能除湿，辛能通上下关窍，子更直达下焦，通大便之虚闭，合之前药，俾郁结之湿邪，由大便而一齐解散矣。二苓、寒石，化无形之气；蚕砂、皂子，逐有形之湿也。

宣清导浊汤（苦辛淡法）

猪苓（五钱）茯苓（五钱）寒水石（六钱）晚蚕砂（四钱）皂荚子（去皮，三钱）

水五杯，煮成两杯，分二次服，以大便通快为度。

【解读】　五十五、湿温病如湿热病邪久留不绝，就有可能在上、中、下三焦弥漫，导致湿浊闭塞心窍而出现神志昏迷，湿浊下阻肠道引起少腹部坚硬胀满、大便不通，宜用宣清导浊汤治疗。

这是因为湿浊之邪郁结在下焦气分日久，引起了各种闭塞不通的症状，所以治疗选用能升清阳之气、能降浊阴之气、味苦能泄肠道湿滞、淡渗下焦湿邪的猪苓，配合性味淡而微甘的茯苓，起到渗利湿浊、通利气机的作用。

寒水石色白而性寒，白色与肺相应，寒则能清热。并且，膀胱主水湿的气化和排泄；肺则主一身之气，为人身气化之源，肺藏魄，肺与肛门相应，所以肛门又称魄门，这里反映了肺与大肠相表里的含义。因此寒水石的作用可以从肺直达肛门，宣利湿邪而清除邪热。

晚蚕沙可以宣化浊气中的清气。一般来说，动物死后尸体没有不腐烂的，但蚕死后却能僵而不腐，这是因为蚕在生长期间得到了清气的精粹，所以它的粪没有臭味，而且也不会变色。蚕沙得到了蚕的纯清之气，虽然是从蚕的浊道中排出的，但独具清气，既能下走少腹部的肠道，又能宣化湿浊之气，使得归于清气。也就是利用蚕沙的清气来祛除体内的湿浊之气，即所谓"以己之正，正人主之不正"。所用的晚蚕沙，是指当年第2次繁殖蚕的蚕沙，取其生长最为迅速的意思。皂荚味辛咸而性燥，可入肺与大肠经，金能退暑热，性燥又能祛除湿浊，味辛能宣通上窍和下窍，用其子更能直达下焦，具有润肠通便的作用，所以能通大便的闭结。与前面的药相互配合，能使郁结在肠道的湿浊之邪，随大便一齐向外解散。

总的来说，方中的猪苓、茯苓、寒水石，能够宣化无形之气；蚕沙、皂荚子，可以驱逐有形湿浊。从而可使日久不解、弥漫于三焦的湿浊之邪，从二便排出体外。

宣清导浊汤（苦辛淡法）

猪苓15克茯苓15克寒水石18克晚蚕沙12克皂荚子（去皮）9克

以上药物用水5杯，煎煮成2杯，分2次服下，如大便已通就不需再服。

五十六、湿凝气阻，三焦俱闭，二便不通，半硫丸主之。

热伤气，湿亦伤气者何？热伤气者，肺主气而属金，火克金则肺所主之气伤矣。湿伤气者，肺主天气，脾主地气，俱属太阴湿土，湿气太过，反伤本脏化气，湿久浊凝，至于下焦，气不惟伤而且阻矣。气为湿阻，故二便不通。今人之通大便，悉用大黄，不知大黄性寒，主热结有形之燥粪，若湿阻无形之气，气既伤而且阻，非温补真阳不可。硫黄热而不燥，能疏利大肠，半夏能入阴，燥胜湿，辛下气，温开郁，三焦通而二便利矣。按上条之便闭，偏于湿重，故以行湿为主；此条之便闭，偏于气虚，故以补气为主。盖肾司二便，肾中真阳为湿所困，久而弥虚，失其本然之职，故助之以硫黄；肝主疏泄，风湿相为胜负，风胜则湿行，湿凝则风息，而失其疏泄之能，故通之以半夏。若湿尽热结，实有燥粪不下，则又不能不用大黄矣。学人详审其证可也。

半硫丸（酸辛温法）

石硫黄（硫黄有三种：土黄、水黄、石黄也。入药必须用产于石者。土黄土纹，水黄直丝，色皆滞暗而臭；惟石硫黄方棱石纹而有宝光不臭，仙家谓之黄矾，其形大势如矾。按硫黄感日之精，聚土之液，相结而成。生于艮土者佳，艮土者，少土也，其色晶莹，其气清而毒小。生于坤土者恶，坤土者，老土也，秽浊之所归也，其色板滞，其气浊而毒重，不堪入药，只可作火药用。石黄产于外洋，来自舶上，所谓倭黄是也。入莱菔内煮六时则毒去）

半夏（制）

上二味，各等分为细末，蒸饼为丸梧子大，每服一、二钱，白开水送下（按半硫丸通虚闭，若久久便溏，服半硫丸亦能成条，皆其补肾燥湿之功也）。

【解读】　五十六、湿浊凝滞，气机闭阻，甚至造成三焦气机闭塞，引起大小便不适的，用半硫丸治疗。

一般都知道邪热可以伤气，为什么湿邪也能伤气呢？邪热伤气的原因，是由于肺主气而属金，从五行生克来说，火可克金，所以火热伤肺金就会导致肺所主之气的损伤。湿能伤气的原因，是因为肺主呼吸的天气，脾主水谷的地气，肺为手太阴，脾为足太阴，而太阴都与湿土相应。如果湿浊之气过盛，就会反过来损伤肺、脾两个本脏的气化功能。湿浊之气日久凝滞不解，还会进一步影响到下焦，不仅伤气，而且会阻遏气机的运行。气机一旦被湿邪所阻遏，就会导致大小二便不通。当今一般的医生通大便，都是用大黄，但并不知道大黄性属寒，适合用于通下由邪热内结而形成的有形燥粪。如果是混浊之气阻遏了无形之气而造成的大便不通，这时气有损伤而阻滞不通，就不能用苦寒药攻下，而非得用温真阳的方法不可。上方中所用的硫黄性热而不燥，能疏导大肠中的湿浊。半夏能入阴分，性燥能祛除湿邪，味辛能降逆气，又属温性，可以宣开郁结，能使三焦气机宣递，则大小二便自能通利。

按：上面第55条所说的便闭，偏于湿重，因而治疗时以祛湿为主；而本条所说的便闭，偏于气虚，因而治疗时以补气为主。这是因为肾司二便，如肾中真阳之气被湿浊困遏，就会导致阳气的损伤；倘若湿困日久不解，真阳虚衰则会越来越严重，最终甚至丧失原来的功能，因而在治疗时要用硫黄来温补肾阳。同时，肝主疏泄，风木与湿土相互制约，风木疏泄功能正常，湿气就能畅行；反之，湿气凝滞，则风木也平息不行，失去了疏泄的功能。所以又用半夏通降宣畅。上述病证一般不用大黄，但是如果湿邪已完全化热而形成了热结，确实内有燥粪不下的，就不得不用大黄来攻下了。后学者应详细审察其病证，根据不同情况区别用药。

半硫丸（酸辛温法）

石流黄（硫黄有3种：即土硫黄、水硫黄、石硫黄。作药物使用的必须要用石硫黄。土硫黄有土纹，水硫黄有直丝纹，颜色都是滞暗无光泽，并有臭味；只有石硫黄有方棱石纹，而且晶莹有光泽，无臭味。炼丹的道家称石硫黄为黄矾，因为其形状大体与明矾相似。硫黄感受了太阳的精华，凝聚了土中的真液，两者相互结聚而生成。一般认为生于东北方山上的质量较佳，其颜色晶莹，气轻清而毒性较小。生于西南地中的质量差，由于这里是秽浊之气归聚的地方，所产硫黄颜色板滞而无光泽，其气重浊而毒性较大，不能作为药用，只能配制火药。产于外国的石硫黄，多从船上运来，所以又称倭黄。在入药前要放在莱菔内煮12小时，可以去除毒性）半夏（制）

以上2味药，各用等份，研为细末，再用蒸饼做成丸子，如梧桐大。每次服3到6克，用白开水送服。（按：半硫丸在临床上既能通因气虚而导致的大便闭结，也能治疗便溏日久不愈的病证，在服用半硫丸后能使大便成条。这都是因为半硫丸具有补肾燥湿的作用。）

五十七、浊湿久留，下注于肛，气闭肛门坠痛，胃不喜食，舌苔腐白，术附汤主之。

此浊湿久留肠胃，至肾阳亦困，而肛门坠痛也。肛门之脉曰尻，肾虚则痛，气结亦痛。但气结之痛有二：寒湿、热湿也。热湿气实之坠痛，如滞下门中用黄连、槟榔之证是也。此则气虚而为寒湿所闭，故以参、附峻补肾中元阳之气，姜、术补脾中健运之气，朴、橘行浊湿之滞气，俾虚者充，闭者通，浊者行，而坠痛自止，胃开进食矣。按肛痛有得之大恐或房劳者，治以参、鹿之属，证属虚劳，与此对勘，故并及之。再此条应入寒湿门，以与上三条有互相发明之妙，故列于此，以便学人之触悟也。

术附汤方（苦辛温法）

生茅术（五钱）人参（二钱）厚朴（三钱）生附子（三钱）炮姜（三钱）广皮（三钱）

水五杯，煮成两杯，先服一杯；约三时，再服一杯，以肛痛愈为度。

【解读】　五十七、湿浊之邪久留不去，可下注于肛门、导致气机郁闭，肛门下坠疼痛，不思进食，舌苔白而腐腻，治疗当用术附汤。

此证是由于湿浊之邪久留肠胃，因湿性下趋而向下影响到肾，导致肾阳也被湿浊之邪困遏，从而出现肛门坠痛。肛门所在的部位称为尻，肾虚则尻的经脉失养，就会引起肛门疼痛；如气机被湿浊阻滞，也同样会引起疼痛。一般气机郁结引起的疼痛有两种情况：一是由寒湿引起，一是由湿热引起。湿热引起的肛门坠痛多属邪气实，就像滞下门中用黄连、槟榔等清热燥湿药物治疗的病证就是这一类。本条所述的则是因气虚为寒湿阻闭而引起的肛门坠痛，所以用人参、附子来峻补肾中的元阳之气，炮姜、茅术温补健运脾气，厚朴、橘皮化湿浊而通滞气。这样，可使虚者得到补益，闭者得以通畅，浊者能够运行，因而肛门的坠痛自然可以解除，同时胃口得开，自然就能进饮食了。此外，肛门疼痛还有因极度惊恐或房劳不节所致的，治疗主要用人参、鹿茸之类。这类病证属于虚劳，与本条所述的肛门坠痛性质不同，但两者可以互相对照，所以放在一起讨论。另外还要说明的是：本条所述病证按理应放在寒湿门中论述，但因其内容可以与上面3条相互补充、相互比较鉴别，所以放在这里，以便后学者可以触类旁通，得到启发。

术附汤方（苦辛温法）

生茅术15克人参6克厚朴9克生附子9克炮姜9克广皮9克

上药用水5杯，煎煮成2杯，先服下2杯，大约在6小时后，再服1杯。如不愈，可再煎服，直到肛门疼痛痊愈为止。

五十八、疟邪久羁，因疟成劳，谓之劳疟；络虚而痛，阳虚而胀，胁有疟母，邪留正伤，加味异功汤主之。

证气血两伤，《经》云：劳者温之。故以异功温补中焦之气，归、桂合异功温养下焦之血，以姜、枣调和营卫，使气血相生而劳疟自愈。此方补气，人所易见，补血人所不知。《经》谓：中焦受气，取汁变化而赤，是谓血。凡阴阳两伤者，必于气中补血，定例也。

加味异功汤方（辛甘温阳法）

人参（三钱）当归（一钱五分）肉桂（一钱五分）炙甘草（二钱）茯苓（三钱）於术（炒焦，三钱）生姜（三钱）大枣（去核，二枚）广皮（二钱）

水五杯，煮成两杯，渣再煮一杯，分三次服。

【解读】　五十八、如疟邪久留不去，就有可能因疟疾反复发作，正气大伤而转成虚劳，称劳疟。因脉络虚损而伴有疼痛，阳气虚弱则会产生胀满，胁下有结块形成的，称疟母。这种病证是病邪久留而正气大伤引起的，可用加味异功汤治疗。

本条所述的病证是疟邪久留不去所致，不仅有瘀结在胁下，而且气血已经严重耗伤，所以是一种虚劳病证。《内经》说：虚劳病的治疗应以温补为主，所以本证治疗用加味异功汤来温补中焦脾胃之气。方中用当归、肉桂配合异功散以温肾阳而养阴血，用生姜、大枣调和营卫，使气血相互滋生，人体正气得以恢复，则自能驱邪外出使劳疟痊愈。本方在补气方面的作用大家容易看到，而它的补血作用却是一般人所不知道的。《内经》说中焦吸收了饮食中的精华之气，经气化作风可变成红色的液体，这就是血。可见血是从气化而来的。因而凡是治疗阴阳气血两伤的病证，必须通过补气而达到补血的目的，这是一般规律。

加味异功汤方（辛甘温阳法）

人参9克 当归4.5克 肉桂4.5克 炙甘草6克 茯苓9克 白术（炒焦）9克 生姜9克 大枣（去核）2枚 广皮6克

上药用水5杯，煎煮成2杯，药渣可加水再煎煮1杯，共3杯，1日中分3次服下。

五十九、疟久不解，胁下成块，谓之疟母，鳖甲煎丸主之。

疟邪久扰，正气必虚，清阳失转运之机，浊阴生窃踞之渐，气闭则痰凝血滞，而块势成矣。胁下乃少阳厥阴所过之地，按少阳、厥阴为枢，疟不离乎肝胆，久扰则脏腑皆困，转枢失职，故结成积块，居于所部之分。谓之疟母者，以其由疟而成，且无已时也。按《金匮》原文："病疟以月一日发，当以十五日愈；设不瘥，当月尽解；如其不瘥，当云何？此结为癥瘕，名曰疟母，急治之，宜鳖甲煎丸"。盖人身之气血与天地相应，故疟邪之著于人身也，其盈缩进退，亦必与天地相应。如月一日发者，发于黑昼月廓空时，气之虚也，当俟十五日愈。五者，生数之终；十者，成数之极；生成之盈数相会，五日一元，十五日三元一周；一气来复，白昼月廓满之时，天气实而人气复，邪气退而病当愈。设不瘥，必俟天气再转，当于月尽解。如其不瘥，又当云何？然月自亏而满，阴已盈而阳已缩；自满而亏，阳已长而阴已消；天地阴阳之盈缩消长已周，病尚不愈，是本身之气血，不能与天地之化机相为流转，日久根深，牢不可破，故宜急治也。

鳖甲煎丸方

鳖甲（炙，十二分）乌扇（烧，三分）黄芩（三分）柴胡（六分）鼠妇（熬，三分）干姜（三分）大黄（三分）芍药（五分）桂枝（三分）葶苈（熬，一分）石苇（去毛，三分）厚朴（三分）牡丹皮（五分）瞿麦（二分）紫葳（三分）半夏（一分）人参（一分）䗪虫（熬，五分）阿胶（炒，三分）蜂窝（炙，四分）赤硝（十二分）蜣螂（熬，六分）桃仁（二分）

上二十三味，为细末。取煅灶下灰一斗，清酒一斤五斗，浸灰，俟酒尽一半，煮鳖甲于中，煮令泛烂如胶漆，绞取汁，纳诸药煎为丸，如梧子大。空心服七丸，日三服。

方论：此辛苦通降，咸走络法。鳖甲煎丸者，君鳖甲而以煎成丸也，与他丸法迥异，故曰煎丸。方以鳖甲为君者，以鳖甲守神入里，专入肝经血分，能消癥瘕，领带四虫，深入脏络，飞者升，走者降，飞者兼走络中气分，走者纯走络中血分。助以桃仁、丹皮、紫葳之破满行血，副以葶苈、石苇、瞿麦之行气渗湿，臣以小柴胡、桂枝二汤，总去三阳经未结之邪；大承气急驱入腑已结之渣滓；佐以人参、干姜、阿胶，护养鼓荡气血之正，俾邪无容留之地，而深入脏络之病根拔矣。按小柴胡汤中有甘草，大承气汤中有枳实。仲景之所以去甘草，畏其太缓，凡走络药不须守法；去枳实，畏其太急而直走肠胃，亦非络药所宜也。

【解读】　五十九、疟疾发病日久不愈，胁下结成坚硬的痞块，称疟母，用鳖甲煎丸治疗。

如疟疾久发不愈，病邪久久不去，必然导致正气虚衰，体内的清阳之气不能正常转运，逐渐引起浊阴之气凝结盘踞。气机闭塞既可使津液不能运行而生成痰浊，又可使血行不畅而导致瘀滞，痰浊、瘀血、气滞互结，就必然会形成痞块。胁下是足少阳胆经、足厥阴肝经经过的地方，少阳和厥阴又是人体气机的枢纽，疟疾病空部位离不开肝胆，所以疟邪日久不去，势必导致肝胆均被疟邪所困，并进一步使少阳、厥阴所司的气机枢纽功能失职，病邪就会在胁下肝胆经经过的部位结成积块。之所以称疟母，是因为这一病证是出疟疾引起的，而且形成之后很难治愈的缘故。

按：《金匮要略》原文说：患者得疟疾后，如在月初第 1 日发病，就应当在 15 日可以得愈；如病情 15 日仍无好转，应当在当月底能完全恢复；如果病情到时仍然不能好转，那么应作何解释呢？回答说：这说明疟邪已结成癥瘕，这种病称疟母，应尽快治疗，可用鳖甲煎丸。

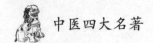

因为，人体内的气血与自然界是相应的，所以当疟邪侵犯人身后，病情轻重、病势进退也必然与自然界的变化相应。如疟疾在初 1 日发病，当时月廓空虚，这时人体正气也较为虚弱，所以容易感受疟邪而发病。

之所以要等到 15 日后才有可能痊愈，是因为 5 是生数之终，10 是成数之极，生数之终与成数之极相会，以 5 日为 1 候，15 日共 3 候为 1 周，又称 1 个节气，每 15 日节气有 1 个更换，所以到 15 日时，月廓已先满，随着自然界之气的充实，人的正气也由弱变强，因此这时邪气易于消退而疾病就应当得愈。

如果疾病不愈，就必须要等节气再次更换，到月底时正气来复而疟邪可退。如果仍然不愈，又应当如何解释呢？从一般道理来说，月廓由空亏而变得盈满，表明自然界中的阴气已充盈而阳气则逐渐退缩；月廓由盈满而转空亏，则表明自然界中的阳气已生长而阴气逐渐消退。

在这一过程中，自然界中的阴阳之气盈亏消长完成了一个周期。如果这时疟病还不能痊愈，说明患者体内的气血不能与自然界的阴阳变化相适应，病变已久，病根很深，祛除较为困难，所以提出要及早进行治疗。

鳖甲煎丸方

鳖甲（炙）90 先乌扇（烧）22.5 克黄芩 22.5 克柴胡 22.5 克鼠妇（熬）22.5 克干姜 22.5 克大黄 22.5 克芍药 37 克桂枝 22.5 克葶苈（熬）7.5 克石韦（去毛）22.5 克厚朴 22.5 克牡丹皮 37 克瞿麦 15 克紫葳 22.5 克半夏 7.5 克人参 7.5 克蟅虫（熬）37 克阿胶（炒）22.5 克蜂窝（炙）30 克赤硝 90 克蜣螂（熬）45 克桃仁 15 克

上药共23味，除鳖甲外，都制成细末。取煅铁炉中的灶下灰1.5千克，用粮食酿制的清酒5千克倒入灰中，等到酒被吸收剩一半时，滤过取汁，把鳖甲放入，煎煮使得烂稠如胶漆状，绞取其汁，再把以上22味药；放入煎煮浓缩，制成丸，如梧桐子大。空腹每次服7丸，每日服3次。

六十、太阴三疟，腹胀不渴，呕水，温脾汤主之。

三疟本系深入脏真之痼疾，往往经年不愈，现脾胃症，犹属稍轻。腹胀不渴，脾寒也，故以草果温太阴独胜之寒，辅以厚朴消胀。呕水者，胃寒也，故以生姜降逆，辅以茯苓渗湿而养正。蜀漆乃常山苗，其性急走疟邪，导以桂枝，外达太阳也。

温脾汤方（苦辛温里法）

草果（二钱）桂枝（三钱）生姜（五钱）茯苓（五钱）蜀漆（炒，三钱）厚朴（三钱）

水五杯，煮取两杯，分二次温服。

【解读】 六十、太阴三疟，证见腹部胀满，口不渴，呕吐清水，可用温脾汤治疗。

所谓三疟，是一种病邪深入到脏腑、正气已大伤的顽固疾病，往往经年累月不能痊愈。如出现脾胃见症，就称为太阴三疟，在三疟中还属于较好的一种。上文所说的腹部胀满，口不渴，是脾阳不足，寒湿内困的表现，所以用温脾汤治疗。方中草果可温养太阴脾经的阳气而祛除寒湿，厚朴可以辅助草果消除腹部胀满。呕水，是胃中有寒的缘故，所以要用生姜来温胃散寒、降逆止呕。辅以茯苓，既可淡渗利湿，又可健脾益气。蜀漆是常山的苗，药

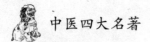

性较为峻烈，能迅速祛除疟邪，与桂枝相配合，又可使疟邪外透太阳而解。

湿脾汤方（苦辛温里法）

草果6克桂枝9克生姜15克茯苓15克蜀漆（炒）9克厚朴9克

上药用水5杯，煎煮成2杯，1日之内分2次趁温服下。

六十一、少阴三疟，久而不愈，形寒嗜卧，舌淡脉微，发时不渴，气血两虚，扶阳汤主之。

《疟论》篇：黄帝问曰：时有间二日，或至数日发，或渴或不渴，其故何也？岐伯曰：其间日者，邪气客于六腑，而有时与卫气相失，不能相得，故休数日乃作也。疟者，阴阳更胜也。或甚或不甚，故或渴或不渴。《刺疟篇》曰：足少阴之疟，令人呕吐甚，多寒热，热多寒少，欲闭户牖而处，其病难已。夫少阴疟，邪入至深，本难速已；三疟又系积重难反，与卫气相失之证，久不愈，其常也。既已久不愈矣，气也血也，有不随时日耗散也哉！形寒嗜卧，少阴本证，舌淡脉微不渴，阳微之象。故以鹿茸为君，峻补督脉，一者八脉丽于肝肾，少阴虚，则八脉亦虚；一者督脉总督诸阳，为卫气之根本。人参、附子、桂枝，随鹿茸而峻补太阳，以实卫气；当归随鹿茸以补血中之气，通阴中之阳；单以蜀漆一味，急提难出之疟邪，随诸阳药努力奋争，由卫而出。阴脏阴证，故汤以扶阳为名。

扶阳汤（辛甘温阳法）

鹿茸（生锉末，先用黄酒煎得，五钱）熟附子（三

钱）人参（二钱）粗桂枝（三钱）当归（二钱）蜀漆（炒黑，三钱）

水八杯，加入鹿茸酒，煎成三小杯，日三服。

【解读】 六十一、少阴三疟，发作日久不愈，出现形寒怕冷，精神委靡而嗜睡，舌质淡，脉象微弱，即使在疟疾发作时口也不渴，这是气血两虚的病证，可用扶阳汤治疗。

《素问·疟论》篇说，黄帝问道：疟疾发作，有的间隔2日而发，有的则间隔几日才发。在发作时有的口渴，有的却口不渴，这是什么原因呢？岐伯回答说：疟疾间日而发的，是因为疟邪客于六腑，有时与周行于全身的卫气相会，邪正相争就会发作；有时与卫气不相会，邪正不能相争，所以就不发作，因此就会出现间隔几日发作的现象。疟疾发病，实际上是体内阴阳之气更替相胜的结果，阳热甚的就会口渴，阳热不甚的则多见口不渴。

《素问·刺疟篇》说：足少阴之疟，患者出现剧烈呕吐，有恶寒发热但发热较重而恶寒较轻，喜欢将门窗紧闭。这种病证病情较重，是较难治愈的。这是因为少阴疟病邪已经浸入到很深的部位，原本就得难在短时间内治好，而现在又表现为三疟，这是疟邪深伏在内不与卫气相争，积重难的重症，病情延久不愈是其必然结果。既然这种病证是日久不愈的，所以不论是气还是血，怎么会不随病程的迁延而耗散呢？

上述见症中的形寒怕冷、整日嗜睡，都是属于少阴病虚寒证的典型表现；舌质淡，脉微弱，口不渴，是阳气衰微的征象。所以治疗用鹿茸为君药、以峻补督脉。其原

129

因：一是人体的奇经八脉都隶属于肝肾，足少阴肾虚则八脉也必然虚衰，而补八脉也能起到补肝肾的作用；二是督脉总督人身的各条阳经，又是人体卫气的根本，所以补督脉既能温养全身阳气，又可鼓舞卫气祛邪外出，同时用人参、附子、桂枝与鹿茸配合，起到峻补太阳，充实卫气的作用；再用当归配合鹿茸补血中之气，通阴中之阳，起到养血、和营、通阳作用。此外，方中单以蜀漆一味祛除在里的疟邪，并与其他各种温阳药配合，使疟邪能由卫分向外透达而出。本证属病在少阴之脏又表现为虚寒内盛的阴证，所以治疗应以扶助阳气为主，所用的方剂也就命名为扶阳汤。

扶阳汤（辛甘温阳法）

鹿茸（生用，锉成细末，先用黄酒煎好备用）15克熟附子9克人参6克粗桂枝9克当归6克蜀漆（炒黑）9克

上药用水8杯，加入鹿茸酒，煎成3小杯，在1日内分3次服下

六十二、厥阴三疟，日久不已，劳则发热，或有痞结，气逆欲呕，减味乌梅圆法主之。

凡厥阴病甚，未有不犯阳明者。邪不深不成三疟，三疟本有难已之势，既久不已，阴阳两伤。劳则内发热者，阴气伤也；痞结者，阴邪也；气逆欲呕者，厥阴犯阳明，而阳明之阳将惫也。故以乌梅圆法之刚柔并用，柔以救阴，而顺厥阴刚脏之体，刚以救阳，而充阳明阳腑之体也。

减味乌梅圆法（酸苦为阴，辛甘为阳复法）

（以下方中多无分量，以分量本难预定，用者临时斟酌可也）

半夏黄连干姜吴萸茯苓桂枝白芍川椒（炒黑）乌梅

按疟痢两门，日久不治，暑湿之邪，与下焦气血混处者，或偏阴、偏阳、偏刚、偏柔；或宜补、宜泻，宜通、宜涩；或从太阴，或从少阴，或从厥阴，或护阳明，其证至杂至多，不及备载。本论原为温暑而设，附录数条于湿温门中者，以见疟痢之原起于暑湿，俾学者识得源头，使杂症有所统属，粗具规模而已。欲求美备，勤绎各家。

【解读】　六十二、厥阴三疟，病情迁延，日久不得愈，劳累后就会发热，有的患者还会出现滞气痞块，时胃气上逆而欲呕吐的表现，治疗可用减味乌梅圆法。

凡是厥阴病病情较重的，没有不影响到阳明胃的。本病为厥阴三疟，是病邪深入所致，这种病本来就是比较难以治愈的。既然病已日久不愈，则必然有阴阳之气的严重耗伤。本证劳累之后出现发热，这是阴气受伤的表现；有滞气痞块，是阴邪凝聚所致；胃气上逆而欲呕，是厥阴之邪犯于阳明胃的缘故，而且阳明阳气也已处于衰微的状态。所以治疗可以仿照《伤寒论》乌梅圆的治法组方，以刚药与柔药并用为特点。其中用柔药滋补阴液，使厥阴肝脏之体得到滋养；用刚药温补阳气，以补充阳明胃腑的阳气。从而可使厥阴肝脏得以柔顺，阳明胃腑得以温养。

减味乌梅圆法（酸苦为阴，辛甘为阳复法）

（以上所附的方剂中大多未注明用量，这是因为药物的用量本来就很难预先确定，医者可根据当时的具体情况斟酌使用）

半夏黄连干姜吴茱萸茯苓桂枝白芍花椒（炒黑）乌梅

按：疟疾和痢疾这两类疾病，如迁延日久不能治愈，感受的暑湿之邪就会与下焦的气血混处，表现出许多复杂的病证，有的为阴证，有的为阳证，有的病情较重急，有的病情较为轻缓；在治疗方法上，有的宜用补法，有的宜用泻法，有的宜用通下法，有的宜用收涩法；有的从太阴论治，有的从少阴论治，有的从厥阴论治，也有的是从顾护阳明入手。总之，这类病证实在是太杂太多了，不能在本书中全部详细记载。

本书原来主要是讨论温病和暑病等外感温热病的，这里附录有条有关疟疾和痢疾的内容在湿温门中，是为了使后学者知道，疟疾和痢疾的病因也是感受了暑湿之邪，都属杂症，但病因也有相似之处，但本书所涉及的疟疾、痢疾的内容只是其中的大概而已，想要全面了解这些疾病的证治内容，还必须多多参考其他医家的论述。

六十三、酒客久痢，饮食不减，茵陈白芷汤主之。

久痢无他证，而且能饮食如故，知其病之未伤脏真胃土，而在肠中也；痢久不止者，酒客湿热下注，故以风药之辛，佐以苦味入肠，芳香凉淡也。盖辛能胜湿而升脾阳，苦能渗湿清热，芳香悦脾而燥湿，凉能清热，淡能渗湿也，俾湿热去而脾阳升，痢自止矣。

茵陈白芷汤方（苦辛淡法）
绵茵陈白芷北秦皮茯苓皮黄柏藿香

【解读】 六十三、平时嗜酒的人患了痢疾后日久不愈，但饮食如常，可用茵陈白芷汤治疗。

痢疾日久不愈，但没有其他见症，而且伙食如常，由此可以知道病变尚未损伤内脏脾胃之气，只局限在肠腑中。痢疾迁延日久而不能止，是因为患者平素嗜酒，体内加热较盛，湿热之气下边助长了肠腑中导致痢疾发生的湿热病邪之势，造成大肠传导失司，湿热之邪久留不去。所以治疗应以辛味燥湿药为主，佐以苦味入肠的药，再配合芳香化湿、寒凉清热、淡渗利湿等药物。因为辛味药能祛风胜湿、升举脾阳，苦味药能燥湿清热，芳香药能健脾化湿，寒凉药能清热，淡味药能渗湿。这样可使湿热去而脾阳开，痢疾自然可以得止。

茵陈白芷汤方（苦辛淡法）

绵茵陈白芷北秦皮茯苓皮黄柏藿香

六十四、老年久痢，脾阳受伤，食滑便溏，肾阳亦衰，双补汤主之。

老年下虚久痢，伤脾而及肾，食滑便溏，亦系脾肾两伤。无腹痛、肛坠、气胀等证，邪少虚多矣。故以人参、山药、茯苓、莲子、芡实甘温而淡者补脾渗湿，再莲子、芡实水中之谷，补土而不克水者也；以补骨、苁蓉、巴戟、菟丝、覆盆、萸肉、五味酸甘微辛者，升补肾脏阴中之阳，而兼能益精气安五脏者也。此条与上条当对看，上条以酒客久痢，脏真未伤而湿热尚重，故虽日久仍以清热渗湿为主；此条以老年久痢，湿热无多而脏真已歉，故虽滞下不净，一以补脏固正，立法于此，亦可以悟治病之必先识证也。

双补汤方（复方也，法见注中）

人参山药茯苓莲子芡实补骨脂苁蓉萸肉五味子巴戟天菟丝子覆盆子

【解读】 六十四、老年人患痢疾日久不愈，脾阳受到损伤，如有腹泻，大便完谷不化，这是肾阳也已衰微的表现，用双补汤治疗。

老年人一般下焦阳气已虚，再因痢疾日久不愈，往往脾阳受伤累及于肾，腹泻、大便完谷不化，就是脾肾阳气两伤的表现。这种腹泻没有腹部疼痛、肛门下坠、腹内气胀等症状，表明病邪不甚，但正气已大虚，即邪少虚多之证。所以治疗用人参、山药、茯苓、莲子、芡实等性味甘温、淡而渗湿的药，以补益脾气、渗利湿邪。其中莲子、芡实是生长在水中的食物，所以能补脾土而不克肾水，既可补脾，又有益于肾。用补骨脂、肉苁蓉、巴戟天、菟丝子、覆盆子、山茱萸、五味子这些味酸甘微辛的药物，升补肾阳、补精益气，从而可以滋养五脏。本条内容应与上条互相对照比较：上一条所说的是平素嗜酒的人，湿热素盛，患痢疾后虽日久不愈但五脏真气并未大伤，病变以湿热偏重为主，所以治疗仍以清热渗湿为主。本条所述的病证，是老年人患痢疾日久不愈，湿热之邪已不明显，而五脏真气已经大虚，所以尽管痢疾还未痊愈，但治疗却以温补脾肾、扶助正气为主。同样是久痢不愈，但所用的治疗方法却完全不同，从中可以领悟到要想治好病，就必须先认清病证，这是正确治疗获取疗效的关键。

双补汤方（本方属于复方，其立法的意义在上列注中已有阐述）

人参山药茯苓莲子芡实补骨脂肉苁蓉山茱萸五味子巴戟天菟丝子覆盆子

六十五、久痢，小便不通，厌食欲呕，加减理阴煎主之。

此由阳而伤及阴也。小便不通，阴液涸矣；厌食欲呕，脾胃两阳败矣。故以熟地、白芍、五味收三阴之阴，附子通肾阳，炮姜理脾阳，茯苓理胃阳也。按原方通守兼施，刚柔互用，而名理阴煎者，意在偏护阴也。熟地守下焦血分，甘草守中焦气分，当归通下焦血分，炮姜通中焦气分，盖气能统血，由气分之通，及血分之守，此其所以为理也。此方去甘草、当归，加白芍、五味、附子、茯苓者，为其厌食欲呕也。若久痢，阳不见伤，无食少、欲呕之象，但阴伤甚者，又可以去刚增柔矣。用成方总以活泼流动、对证审药为要。

加减理阴煎方（辛淡为阳、酸甘化阴复法。凡复法，皆久病未可以一法了事者）

熟地白芍附子五味炮姜茯苓

【解读】 六十五、痢疾日久不愈，又见小便不通，不思饮食，恶心欲呕，用加减理阴煎治疗。

这是阳气虚衰后损及于阴的病证。小便不通，是体内阴液枯涸的表现；不思饮食而恶心欲呕，表明脾阳与胃阳都已大伤，所以治疗用熟地黄、白芍、五味子滋补收敛肝、脾、肾三脏阳液，用附子温补肾阳，炮姜湿运脾阳，茯苓调理胃阳。

按：张景岳理阴煎原方的特点是温通药与滋补药并用，刚柔之药相互配合，方名称理阴煎，是为了强调本人的主要作用在于固护体内的阴液。方中熟地黄能滋补肝肾阴血，甘草可调补守护中焦脾胃之气，当归善于补血而疏通下焦血分，炮姜可温运中焦脾胃阳气。因为气能生血又能统血，所以气分通畅，就可使阴血得以滋养和内守，这也就是本方从补阳气入手而方名称为理阴煎的道理。本证治疗时，减去了原方中的甘草、当归，加白芍、五味子、附子、茯苓，是因为有不思饮食，恶心欲呕等中阳不足的表现，以免甘草、当归碍胃而加重症状，再加入一些温阳敛阴之品以提高疗效。如果患痢疾日久但阳气并未受到明显损伤、没有不思饮食、恶心欲呕等症状，仅仅是阴伤较甚的，就又可以减去原方中的附子、干姜等刚燥药而增加养阴柔润之品。总之，使用古人的成方，要善于根据具体情况灵活加减变化，使所用药物切合病情是其中最为重要的。

加减理阴煎方（辛淡为阳、酸甘化阴复法。大凡复法，都是针对疾病日久不愈，不能用单一的治法解决问题而采用的治法。）

熟地黄白芍附子五味炮姜茯苓

六十六、久痢带瘀血，肛中气坠，腹中不痛，断下渗湿汤主之。

此涩血分之法也。腹不痛，无积滞可知，无积滞，故用涩也。然腹中虽无积滞，而肛门下坠，痢带瘀血，是气分之湿热久而入于血分，故重用樗根皮之苦燥湿、寒胜热、涩以断下、专入血分而涩血为君；地榆得先春之气，木火之精，去瘀生新；茅术、黄柏、赤苓、猪苓开膀胱，使气分之湿热，由前阴而去，不致遗留于血分也。楂肉亦为化瘀而设，银花为败毒而然。

断下渗湿汤方（苦辛淡法）

樗根皮（炒黑，一两）生茅术（一钱）生黄柏（一

钱）地榆（炒黑，一钱五分）楂肉（炒黑，三钱）银花（炒黑，一钱五分）赤苓（三钱）猪苓（一钱五分）

水八杯，煮成三杯，分三次服。

【解读】 六十六、痢疾日久不合，大便中带有瘀血块，肛门有下坠的感觉，无腹痛，可用断下渗湿汤治疗。

这里采用的是一种收涩止血的治法。患者无腹痛，表明内无积滞，所以可用收涩法治疗。但是，虽然腹内无积滞，却有肛门下坠感，大便带有瘀血块，这是气分湿热上邪久留不去深入到血分，使血络破损，瘀血内停的表现，所以方中重用樗根皮，味苦而能燥湿，性寒能祛肠中邪热，味涩又能止下痢，并能专入血分起到收涩止血的作用，是本方的君药；地榆禀受了早春的生发之气，而且炒黑后使用，又具有木火之精，能去瘀血而生新血；茅术、黄柏、赤苓、猪苓燥湿利湿，通利膀胱，使气分的湿热病邪随小便从前阴排出，以避免再深入血分致病。用山楂肉活血化瘀，用金银花清热解毒。

断下渗湿汤方（苦辛淡法）

樗根皮（炒黑）30克生茅术3克生黄柏3克赤苓9克山楂肉（炒黑）9克金银花（炒黑）4.5克猪苓4.5克地榆（炒黑）4.5克

上药用水8杯，煎煮成3杯，1日分3次服下。

六十七、下痢无度，脉微细，肢厥，不进食，桃花汤主之。

此涩阳明阳分法也。下痢无度，关闸不藏；脉微细肢厥，阳欲脱也。故以赤石脂急涩下焦，粳米合石脂堵截阳明，干姜温里而回阳，俾痢止则阴留，阴留则阳斯变矣。

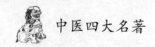
桃花汤（方法见温热下焦篇）

【解读】 六十七、下痢次数很多，甚至无以计数，脉象微细，四肢厥冷，不能进食，可用桃花汤治疗。

本证采用的是敛涩阳明肠道阳气的治法。下痢次数很多，甚至无以计数，这是大肠不能固摄所致。脉微细，四肢厥冷，表明阳气虚衰欲脱。所以用赤石脂急涩大肠的滑脱，再用粳米配合赤石脂补益阳明胃气，以恢复脾胃的运化功能；干姜温里回阳。这些药物配合使用，可使下痢止而阴液得以留存，阴液得留则阳气有所依附而不至于外脱。

桃花汤（方剂和用法见下焦篇温热门中）

六十八、久痢，阴伤气陷，肛坠尻酸，地黄余粮汤主之。

此涩少阴阴分法也。肛门坠而尻脉酸，肾虚而津液消亡之象。故以熟地、五味补肾而酸甘化阴；余粮固涩下焦，而酸可除，坠可止，痢可愈也（按石脂、余粮，皆系石药而性涩，桃花汤用石脂不用余粮，此则用余粮而不用石脂。盖石脂甘温，桃花温剂也；余粮甘平，此方救阴剂也，无取乎温，而有取乎平也）。

地黄余粮汤方（酸甘兼涩法）

熟地黄 禹余粮 五味子

【解读】 六十八、痢疾日久不愈、可导致阴液损伤而阳气下陷，患者可感觉肛门下坠而尾骶骨部位酸楚，可用地黄余粮汤治疗。

本条所述的是敛涩足少阴肾阴的方法，自觉肛门下坠而尾骶部酸楚不适，是肾阴亏虚而津液枯涸的表现，所以用熟地黄、五味子等酸甘化阴而滋补肾阴；禹余粮性收涩能固涩大肠止痢，诸药合用可以消除尾骶部酸楚及肛门下坠等症状，痢疾就能痊愈。（按：赤石脂、禹余粮，都是石类药而性收涩，《伤寒论》中的桃花汤用赤石脂不用禹余粮，本条地黄余粮汤方则用禹余粮不用赤石脂，原因是赤石脂性味甘温，桃花汤属于温中涩肠之剂，所以选用；禹余粮性味甘平，本方是滋肾救阴收涩的方剂，所以不用性温的赤石脂，而是选用性较平和的禹余粮以免耗伤阴液。）

地黄余粮汤方（酸甘兼涩法）

熟地黄禹余粮五味子

六十九、久痢伤肾，下焦不固，肠腻滑下，纳谷运迟，三神丸主之。

此涩少阴阴中之阳法也。肠腻滑下，知下焦之不固；纳谷运迟，在久痢之后，不惟脾阳不运，而肾中真阳亦衰矣。故用三神丸温补肾阳，五味兼收其阴，肉果涩自滑之脱也。

三神丸方（酸甘辛温兼涩法，亦复方也）

五味子补骨脂肉果（去净油）

【解读】 六十九、痢疾日久损伤肾阳，导致下焦不固，肠中膏滋滑泄而下，进食之后难以运化，可用三神丸治疗。

本条所述的是敛涩足少阴肾阳的方法。见有肠中膏滋滑泄而下，可知肾阳虚衰，下焦不能固摄；久痢之后出现进食以后难以运化，不仅因为脾阳虚衰不能运化水谷，而且已经影响到肾，肾中真阳也已虚衰。所以治疗要用三神

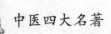

丸温补肾阳，方中用五味子收涩阴液加敛肠，肉果收涩大肠的滑脱，并能与补骨脂配合，起到温补肾阳而敛阴涩肠的作用。

三神丸方（酸甘辛温兼涩法，也是复方）

五味子补骨脂肉果（去净油）

七十、久痢伤阴，口渴舌干，微热微咳，人参乌梅汤主之。

口渴微咳于久痢之后，无湿热客邪款证，故知其阴液太伤，热病液涸，急以救阴为务。

人参乌梅汤（酸甘化阴法）

人参莲子（炒）炙甘草乌梅木瓜山药

按：此方于救阴之中，仍然兼护脾胃。若液亏甚而土无他病者，则去山药、莲子，加生地、麦冬，又一法也。

【解读】 七十、痢疾日久不愈耗伤阴液，出现口渴，舌上干燥，身有轻度发热及轻微咳嗽等症状，可用人参乌梅汤治疗。

在久痢之后发生口渴和轻微咳嗽，如果没有湿热致病的其他表现，就表明是阴液大伤引起的。温热病阴液受到严重损伤，已至涸竭的程度，此时最重要的就是立即采用生津救阴的治疗方法。

人参乌梅汤（酸甘化阴法）

人参莲子（炒）炙甘草乌梅木瓜山药

按：本方在救阴液的同时，仍然兼以固护脾胃之气。如果阴液亏虚较甚，但脾胃运化功能尚且正常，则可去除方中健脾助运的山药、莲子，加入滋阴生津的生地黄、麦冬，这是另一种治法。

七十一、痢久阴阳两伤，少腹肛坠，腰胯脊髀酸痛，由脏腑伤及奇经，参茸汤主之。

少腹坠，冲脉虚也；肛坠，下焦之阴虚也；腰，肾之府也；胯，胆之穴也（谓环跳）；脊，太阳夹督脉之部也；髀，阳明部也。俱酸痛者，由阴络而伤及奇经也。参补阳明，鹿补督脉，归、茴补冲脉，菟丝、附子升少阴，杜仲主腰痛，俾八脉有权，肝肾有养，而痛可止，坠可升提也。

按：环跳本穴属胆，太阳少阴之络实会于此。

参茸汤（辛甘温法）

人参 鹿茸 附子 当归（炒）茴香（炒）菟丝子 杜仲

按：此方虽曰阴阳两补，而偏于阳。若其人但坠而不腰脊痛，偏于阴伤多者，可于本方去附子加补骨脂，又一法也。

【解读】　七十一、痢疾日久不愈，导致阴阳之气都已损伤，患者自觉少腹及肛门下坠不适，腰部和大腿酸痛，这是脏腑虚衰累及奇经八脉引起的，可用参茸汤治疗。

少腹部有下坠感，多与冲脉虚衰有关；肛门下坠，是下焦肾阴亏虚的表现。腰部是肾所居之处，胯部是足少阳胆经重要穴位（称环跳）所在的部位，脊部是是太阳经脉与督脉相夹的部位，髀部是足阳明经脉循行的部位。这些部位都感到酸痛，是由于阴络损伤较甚而累及到奇经八脉的缘故。因而治疗用人参补益阳明，鹿茸温补督脉，当归、茴香补冲脉，菟丝子、附子温补足少阴肾阳，杜仲则可补肾而治腰痛。这些药物配合使用，可使奇经八脉的损

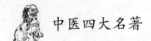

伤得以恢复，肝肾得到滋养，腰、胯、脊、髀等处的酸痛自可以缓解，少腹部和肛门下坠的感觉也可消失。

按：环跳是足少阳经的穴位，足太阳和足少阴的经络在这里交会。

参茸汤（辛甘温法）

人参鹿茸附子当归（炒）茴香（炒）菟丝子杜仲

按：本方的作用虽然说是阴阳两补，但还是偏于补阳。如果患者只有少腹和肛门下坠，没有腰脊酸病，就属于阴伤偏重的病证，可用上方去除附子再加入补骨脂，这又是一种治法。

七十二、久痢伤及厥阴，上犯阳明，气上撞心，饥不欲食，干呕腹痛，乌梅丸主之。

肝为刚脏，内寄相火，非纯刚所能折；阳明腑，非刚药不复其体。仲景厥阴篇中，列乌梅圆治木犯阳明之吐蛔，自注曰：又主久痢方。然久痢之症不一，亦非可一概用之者也。叶氏于木犯阳明之疟痢，必用其法而化裁之。大抵柔则加白芍、木瓜之类，刚则加吴萸、香附之类，多不用桂枝、细辛、黄柏。其与久痢纯然厥阴见证，而无犯阳明之呕而不食撞心者，则又纯乎用柔，是治厥阴久痢之又一法也。按泻心寒热并用，而乌梅圆则又寒热刚柔并用矣。盖泻心治胸膈间病，犹非纯在厥阴也，不过肝脉络胸耳。若乌梅圆则治厥阴、防少阳、护阳明之全剂。

乌梅圆方（酸甘辛苦复法。酸甘化阴，辛苦通降，又辛甘为阳，酸苦为阴）

乌梅细辛干姜黄连当归附子蜀椒（炒焦去汗）桂枝人参黄柏

此乌梅圆本方也。独无论者，以前贤名注林立，兹不再赘。分量制法，悉载伤寒论中。

【解读】 七十二、痢疾日久不愈，已伤及足厥阴肝，肝气上逆可犯足阳明胃，患者自觉腹中有气向上冲撞于胃脘部，虽感饥饿但不想进食，干呕，腹部疼痛，可用乌梅丸治疗。

肝属于刚脏，内有相火，因此治疗肝病用纯刚的药物反而不能奏效；胃腑属阳明，对胃中虚寒病证的治疗，则必须用刚药才能恢复正常功能。张仲景在《伤寒论》厥阴篇中，列有用乌梅丸治疗因肝木犯于阳明胃而导致的吐蛔，并在自注中提出：本方还可以主治久痢。但是久痢的证候很多也不是一概都能用乌梅丸治疗的。

叶天士创《临证指南医案》中治疗疟疾、痢疾等疾病肝木犯于阳明胃的，全都用乌梅丸的治法加减变化。一般男多选白芍、木瓜等酸性化阴之品，刚药则以吴茱萸、香附等温中祛寒、疏肝理气之品为主，大多不用桂枝、细辛、黄柏等过于辛燥苦寒的药物。

对于痢疾日久不愈，但仅有厥阴肝经见症，而无干呕、不想进食、腹中有气上冲胃脘等肝木犯胃表现的，则只需单纯用柔药，不必采用刚柔并用的方法。这是治疗厥阴久痢的又一种方法。

按：《伤寒论》中泻心汤属于寒热药并用，而乌梅丸不仅寒热并用，还是刚柔并用。这是因为泻心汤主要治疗胸膈间的病变，病位并不在厥阴肝经，但肝经络脉循行于胸中，所以有时病变可以波及足厥阴肝经的缘故。乌梅丸则不仅可以治疗厥阴肝的病变，而且可以防治少阳胆和阳

143

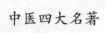

明胃的病变，所以说是一帖作用全面，能兼治厥阴、少阳、阳明的方剂。

乌梅丸方（酸甘辛苦复法。具有酸甘化阴，辛苦通降的作用。《内经》说：辛甘发散为阳，酸苦涌泄为阴。）

乌梅细辛干姜黄连当归附子花椒（炒焦去汗）桂枝人参黄柏

七十三、休息痢经年不愈，下焦阴阳皆虚，不能收摄，少腹气结，有似癥瘕，参苓汤主之。

休息痢者，或作或止，止而复作，故名休息，古称难治。所以然者，正气尚旺之人，即受暑、湿、水、谷、血、食之邪太重，必日数十行，而为胀、为痛、为里急后重等证，必不或作或辍也。其成休息证者，大抵有二，皆以正虚之故。一则正虚留邪在络，至其年月日时复发，而见积滞腹痛之实证者，可遵仲景凡病至其年月日时复发者当下之例，而用少少温下法，兼通络脉，以去其隐伏之邪；或丸药缓攻，俟积尽而即补之；或攻补兼施，中下并治，此虚中之实证也。一则纯然虚证，以痢久滑泄太过，下焦阴阳两伤，气结似乎癥瘕，而实非癥瘕，舍温补其何从！故以参、苓、炙草守补中焦，参、附固下焦之阳，白芍、五味收三阴之阴，而以少阴为主，盖肾司二便也。汤名参苓者，取阴阳兼固之义也。

参苓汤方（辛甘为阳、酸甘化阴复法）

人参白芍附子茯苓炙甘草五味子

【解读】　七十三、休息痢迁延数年不愈，下焦真阴真阳都已亏虚，失去了收敛固摄的功用，并见有少腹部气结成块，类似于癥瘕积聚，可用参苓汤治疗。

144

所谓休息痢，是指有时发作有时又停止，停止一段时间后又发作，所以病名称休息痢，自古以来都认为本病是很难治愈的。为什么这样说呢？因为正气比较旺盛的人，即使感受了轻重的暑湿之邪，或因饮食不节，导致水谷不能运化，内有湿热、瘀血、食滞等，也只会每日下痢几十次，并出现腹胀、腹痛、里急后重等症状，并不会引起或发或止的休息痢。形成休息痢的原因，大致有两种情况，但都与正虚有关。

　　其一，是因为正气虚弱导致湿热之邪留滞在脉络，所以到了某一阶段就会旧病复发，表现出湿热积滞内阻引起的腹部疼痛等里实证，这一病证可遵照张仲景所说的"凡是疾病到某一时间又复发的可用攻下法治疗"的原则，使用轻缓的温下法，同时兼顾疏通络脉，可以祛除深伏在体内的病邪；也可以用丸药缓缓攻下，待到积滞已尽后，再用调补的方法补益机体正气；还可以用攻补兼施、中下并治的方法，一方面攻邪，一方面补正，同时治疗中焦和下焦的病变。以上说的是虚中夹实病证所采用的治法。

　　其二，是单纯的虚证。由于下痢日久，滑泄太过，以致下焦真阴真阳都已耗伤，少腹部气结成块。症状与癥瘕相类似，但实际上并非是癥瘕。对这类病证的治疗如不用温补还有什么其他治法呢？所以用人参、茯苓、炙甘草补中益气，以守护中焦；人参、附子温补肾阳，以固护下焦；白芍、五味子收敛滋养肝、脾、肾三阴的阴液，其中又以滋养少阴肾阴为主，因为肾主司大便和小便。本方名为参芍汤，就是强调其具有兼固阴阳的作用。

　　参芍汤方（辛甘为阳、酸甘化阴复法）

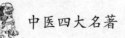

人参白芍附子茯苓炙甘草五味子

七十四、噤口痢，热气上冲，肠中逆阻似闭，腹痛在下尤甚者，白头翁汤主之。

此噤口痢之实证，而偏于热重之方也。

白头翁汤（方注见前）

【解读】 七十四、噤口痢的患者，自觉腹中有热气上冲，肠中因气机闭阻而上下不通，腹痛，且下腹部疼痛尤其剧烈的，可用白头翁汤治疗。

这是噤口痢中邪热较盛的实证，治疗应当使用侧重于祛热的方剂，可选白头翁汤。

白头翁场（处方和注都见前）

七十五、噤口痢，左脉细数，右手脉弦，干呕腹痛，里急后重，积下不爽，加减泻心汤主之。

此亦噤口痢之实证，而偏于湿热太重者也。脉细数，温热著里之象；右手弦者，木入土中之象也。故以泻心去守中之品，而补以运之，辛以开之，苦以降之；加银花之败热毒，楂炭之克血积，木香之通气积，白芍以收阴气，更能于土中拔木也。

加减泻心汤方（苦辛寒法）

川连黄芩干姜银花楂炭白芍木香汁

【解读】 七十五、噤口痢，表现为左手脉细数，右手脉弦，干呕，腹部疼痛，里急后重，下痢不爽，可用加减泻心汤治疗。

本条所述的也是噤口痢中的实证，但属于湿热偏重的。脉象细数，是温热之邪在里的表现；右手脉弦，是肝木克伐脾土的表现。所以治疗应取泻心汤辛开苦降、清热燥湿的作用，去掉原方中人参、甘草等甘温守中之品，加入运化湿热之邪的药物，以辛味药开泄气机，用苦味药泄降湿热；再加金银花清泄热毒，山楂炭消除瘀血，木香疏通气滞，白芍则既能收敛阴气，又能平抑汗木。

加减泻心汤方（苦辛寒法）

黄连黄芩干姜金银花山楂炭白芍木香汁

七十六、噤口痢，呕恶不饥，积少痛缓，形衰脉弦，舌白不渴，加味参苓白术散主之。

此噤口痢邪少虚多，治中焦之法也。积少痛缓，则知邪少；舌白者无热；形衰不渴，不饥不食，则知胃关欲闭矣；脉弦者，《金匮》谓：弦则为减，盖谓阴精阳气俱不足也。《灵枢》谓：诸小脉者，阴阳形气俱不足，勿取以针，调以甘药也。仲景实本于此而作建中汤，治诸虚不足，为一切虚劳之祖方。李东垣又从此化出补中益气、升阳益气，清暑益气等汤，皆甘温除大热法，究不若建中之纯。盖建中以德胜，而补中以才胜者也。调以甘药者，十二经皆秉气于胃，胃复则十二经之诸虚不足，皆可复也。叶氏治虚多脉弦之噤口痢，仿古之参苓白术散而加之者，亦同诸虚不足调以甘药之义。又从仲景、东垣两法化出，而以急复胃气为要者也。

加味参苓白术散方（本方甘淡微苦法，加则辛甘化阳，芳香悦脾，微辛以通，微苦以降也）

人参（二钱）白术（炒焦，一钱五分）茯苓（一钱五分）扁豆（炒，二钱）薏仁（一钱五分）桔梗（一钱）砂仁（炒，七分）炮姜（一钱）肉豆蔻（一钱）炙甘草（五分）

共为极细末，每服一钱五分，香粳米汤调服，日二次。

方论：参苓白术散原方，兼治脾胃，而以胃为主者也，其功但止土虚无邪之泄泻而已。此方则通宣三焦，提上焦，涩下焦，而以醒中焦为要者也。参、苓、白术加炙草，则成四君矣。按四君以参、苓为胃中通药，胃者腑也，腑以通为补也；白术、炙草，为脾经守药，脾者脏也，脏以守为补也。茯苓淡渗，下达膀胱，为通中之通；人参甘苦，益肺胃之气，为通中之守；白术苦能渗湿，为守中之通；甘草纯甘，不兼他味，又为守中之守也，合四君为脾胃两补之方。加扁豆、薏仁以补肺胃之体，炮姜以补脾肾之用；桔梗从上焦开提清气，砂仁、肉蔻从下焦固涩浊气，二物皆芳香能涩滑脱，而又能通下焦之郁滞，兼醒脾阳也。为末，取其留中也；引以香粳米，亦以其芳香悦土，以胃所喜为补也。上下斡旋，无非冀胃气渐醒，可以转危为安也。

【解读】　七十六、噤口痢，恶心呕吐，无饥饿感，因肠中积滞较少而腹痛不甚，形体衰弱，脉弦，舌苔色白，口不渴，可用加味参苓白术散治疗。

这是噤口痢邪少虚多之证，采用调理中焦脾胃的治疗方法。腹痛不甚，表明肠内积滞较少，湿热之邪已微；舌苔色白，表明已无邪热；形体衰弱而口不渴，不觉饥饿，不思进食，表明胃气已经大衰，受纳功能已经丧失，所谓"胃关欲闭"；脉象弦，正如《金匮要略》中所说：脉弦是衰减的反映，也就是说提示人体的阴精和阳气都已不足。

《灵枢》说：各种细小的脉象，表明人体的阴阳形气都不足，不能用针刺治疗，而应用甘药调补。张仲景就是根据这一原则制定了建中汤，用以治疗各种虚衰不足的病证，该方因而成为治疗所有虚劳证候的祖方。李东垣又以此为基础化裁出补中益气汤、升阳益气汤、清暑益气汤等，都是属于甘温除大热的治法，但终究不如建中汤用药较为精专。可以说，建中汤是以温中和里见长，而补中益气汤是以益气升阳见长。之所以要提出"调以甘药"，是因为人体的十二经脉都依赖于胃的充养，胃气充足，则十二经脉的各种虚衰不足都可恢复。叶天士治疗以正虚为主而脉弦的噤口痢，就是仿照古方参苓白术散进行了加减，这和"诸衰虚不足调以甘药"的治疗大法是完全符合的。具体用药又是从张仲景、李东垣的治疗方剂化裁而来，体现了迅速恢复胃气为主的指导思想。

加味参苓白术散方（本方原属于甘淡微苦法，由于进行了加味，因而具有辛甘化阳，芳香悦脾，微辛以通，微苦以降的作用）

人参6克白术（炒焦）4.5克茯苓4.5克扁豆（炒）6克薏苡仁4.5克砂仁（炒）2.1克炮姜3克肉豆蔻3克桔梗3克炙甘草1.5克

上药一起研为极细粉末，每次服4.5克，用香粳米煎汤调服，每日2次。

［方论］参苓白术散原方，是一首兼治脾胃而以治胃为主的方剂，其主要作用是治疗脾胃虚衰但里无实邪引起的泄泻。本方则在原方的基础上进行了加减，具有通利宣畅三焦，兼能开提上焦气机及固涩下焦等作用，其中又以

调治中焦为主。方中人参、茯苓、白术再加炙甘草，就是四君子汤。

按：四君子汤用人参、茯苓作为胃中的通药，因为胃属腑，腑以通为补，所以参、苓对胃的补益作用也可看成是通的作用；方中的白术、炙甘草，是甘温补脾的守药，因为脾属脏，脏以守为补，所以白术、甘草对脾的补益作用也可认为是守药。再进一步分析，通药中的茯苓是淡渗利湿之点，可以下达于膀胱，所以可看成是通药中的通利药；而通药中的人参性味甘苦，可以补益肺胃之气，又可以看成是通药中的守药；守药中的白术苦能渗湿，可以看做是守药中的通利药；而守药中的甘草味纯甘，不兼其他味，所以又可以看做是守药中的守药也。

以上药物相合组成的四君子汤是脾胃两补的方剂，再加扁豆、薏苡仁健脾益胃，可补肺胃之体；加炮姜温阳气，可补脾肾之用；加用桔梗从上焦开提清气，加用砂仁、肉豆蔻在下焦固涩滑脱而止泻，这2味药都是芳香之品，不仅能固涩滑脱，而且能宣通下焦的郁滞，并能醒脾温阳。本方制为细末服用，是因为药未能在胃中停留较长时间；用香粳米煎汤送服，也是取其芳香悦脾的作用，因脾自喜香味，所以用脾胃所喜之味来补益脾胃。上药组合成方，能宣通调理上中下三焦。无非是希望胃气逐渐恢复，从而使病情转危为安。

七十七、噤口痢，胃关不开，由于肾关不开者，肉苁蓉汤主之。

此噤口痢邪少虚多，治下焦之法也。盖噤口日久，有责在胃者，上条是也；亦有由于肾关不开，而胃关愈闭者，则当以下焦为主。方之重用苁蓉者，以苁蓉感马精而生，精血所生之草而有肉者也。马为火畜，精为水阴，禀少阴水火之气而归于太阴坤土之药，其性温润平和，有从容之意，故得苁蓉之名，补下焦阳中之阴有殊功。《本经》称其强阴益精，消癥瘕。强阴者，火气也，益精者，水气也，癥瘕乃气血积聚有形之邪，水火既济，中土气盛，而积聚自消。兹以噤口痢阴阳俱损，水土两伤，而又滞下之积聚未清，苁蓉乃确当之品也；佐以附子补阴中之阳，人参、干姜补土，当归、白芍补肝肾，芍用桂制者，恐其呆滞，且束入少阴血分也。

肉苁蓉汤（辛甘法）

肉苁蓉（泡淡，一两）附子（二钱）人参（二钱）干姜炭（二钱）当归（二钱）白芍（肉桂汤浸炒，三钱）

水八杯，煮取三杯，分三次缓缓服，胃稍开，再作服。

【解读】 七十七、噤口痢，因肾阳虚衰不能暖土而引起胃关不开，不能进食的，可用肉苁蓉汤治疗。

本条所述的是噤口痢中邪少虚多之证，从下焦论治的方法。噤口痢日久不愈，病情各有不同。其中有的病位在胃，即胃气衰败，不能受纳，上一条所论述的就是这种情况；也有的是因为肾阳虚衰后不能温暖胃阳，从而导致胃关愈闭不能受纳的，这种病证的治疗，则应当以温补下焦肾阳为主。肉苁蓉汤中之所以要重用肉苁蓉，是因为古人认为肉苁蓉是马的精液落在地上生成的，是一种由精血所生的草，所以内质肥厚。

马在五行中列为火畜，而精为水液而属阴，因此肉苁

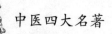

蓉禀受了马精的少阴水火之气而生长在太阴坤土，性质温润平和，具有从容之意，所以药名称苁蓉。这味药既能温阳又能补精，对温补下焦阳中之阴有特殊功效。

《神农本草经》中记载：肉苁蓉能强阴益精，消癥瘕。能强阴，是因为禀受了火畜之气；能益精，则是因为禀受了马精之水气。癥瘕是气血积聚而形成的有形之邪，如能使水火既济，中焦脾胃之气旺盛，则积聚自可消散。

本条所述的噤口痢中阴阳之气均已亏损，脾肾两伤的病证，又兼有痢疾肠中湿热积滞尚未完全清除，治疗这一病证，肉苁蓉确实是一味十分恰当的药品，再配伍附子温补阴中之阳气，人参、干姜温补脾土，当归、白芍滋补肝肾，各药相合成方，可以缓解症状。

方中的白芍用肉桂汤浸炒，是为了制约其酸甘呆滞之性，使诸药能迅速进入少阴血分发挥作用。

肉苁蓉汤（辛甘法）

肉苁蓉（泡淡）30克附子6克人参6克干姜炭6克当归6克白芍（内桂汤浸炒）9克

上药用水8杯，煎煮成3杯，1日中分3次缓缓服下。如在服药后胃口稍开，可再次煎服。

秋　燥

七十八、燥久伤及肝肾之阴，上盛下虚，昼凉夜热，或干咳，或不咳，甚则痉厥者，三甲复脉汤主之，定风珠亦主之，专翕大生膏亦主之。

肾主五液而恶燥，或由外感邪气久羁而伤及肾阴，或不由外感而内伤致燥，均以培养津液为主。肝木全赖肾水滋养，肾水枯竭，肝断不能独治，所谓乙癸同源，故肝肾并称也。三方由浅入深，定风浓于复脉，皆用汤，从急治。专翁取乾坤之静，多用血肉之品，熬膏为丸，从缓治。盖下焦深远，草木无情，故用有情缓治。再暴虚易复者，则用二汤；久虚难复者，则用专翁。专翁之妙，以下焦丧失皆腥臭脂膏，即以腥臭脂膏补之，较之丹溪之知柏地黄，云治雷龙之火而安肾燥，明眼自能辨之。盖凡甘能补，凡苦能泻，独不知苦先入心，其化以燥乎！再雷龙不能以刚药直折也，肾水足则静，自能安其专翁之性；肾水亏则动而躁，因燥而躁也。善安雷龙者，莫如专翁，观者察之。

三甲复脉汤、定风珠（并见前）

专翁大生膏（酸甘咸法）

人参（二斤，无力者以制洋参代之）茯苓（二斤）龟板（另熬胶，一斤）乌骨鸡（一对）鳖甲（一斤，另熬胶）牡蛎（一斤）鲍鱼（二斤）海参（二斤）白芍（二斤）五味子（半斤）麦冬（二斤，不去心）羊腰子（八对）猪脊髓（一斤）鸡子黄（二十圆）阿胶（二斤）莲子（二斤）芡实（三斤）熟地黄（三斤）沙苑蒺藜（一斤）白蜜（一斤）枸杞子（炒黑，一斤）

上药分四铜锅（忌铁器，搅用铜勺），以有情归有情者二，无情归无情者二，文火细炼三昼夜，去渣；再熬六昼夜；陆续合为一锅，煎炼成膏，末下三胶，合蜜和匀，以方中有粉无汁之茯苓、白芍、莲子、芡实为细末，合膏为丸。每服二钱，渐加至三钱，日三服，约一日一两，期年为度。每殒胎必三月，肝虚而热者，加天冬一斤，桑寄生一斤，同熬膏，再加鹿茸二十四两为末（本方以阴生于八，成于七，故用三七二十一之奇方，守阴也。加方用阳生于七，成于八，三八二十四之偶方，以生胎之阳也。古法通方多用偶，守法多用奇，阴阳互也）。

【解读】　七十八、秋燥病日久不愈，耗伤及肝肾的阴液，形成上焦肺中燥热未去而下焦肝肾阴亏的上盛下虚之证。可见白昼身热不甚而夜间发热，或有干咳少痰，或不咳嗽，严重的可发生痉厥。可用三甲复脉汤治疗，还可选用大定风珠或专翕大生膏。

肾主人体的汗、涕、泪、涎、唾5液，不能使其干燥。如果外感病邪日留不去伤及肾阴，或者不因外感病邪，而是由内伤杂病导致了津液干燥则治疗都应以滋养津液为主。

生理上，肝木完全依赖肾水的滋养，假如肾水枯竭，肝就不能维持正常的生理功能，这就是所谓"乙癸同源"，因而往往将肝肾之阴并称。文中所述的三甲复脉汤、大定风珠和专翕大生膏这3方都是滋补肝肾的方剂，但3方的作用又有所不同，即大定风珠的作用强于三甲复脉场，而专翕大生膏的作用又强于大定风珠，3方的滋补作用按文中所列顺序越来越强。三甲复脉汤与大定风珠都用汤剂，是取其急治的作用。而专翕大生膏则取阴阳协调、乾坤安静之义，所用药物大多是血肉有情之品，并熬膏制成丸剂，这是为了从缓治疗。因为下焦病位较为深远，草木之品无情，较难到达病所，所以用血肉有情之品缓补其虚。

一般来说，如果是肝肾阴精骤然亏虚而较易恢复的病证，就用以上两种汤剂；病势日久不愈，亏虚较难恢复的病证，就用专翁大生膏。专翁大生膏组方的精妙之处在于选用了许多血肉有情之品，这是因为下焦肝肾阴虚的病证必然要耗伤大量的腥臭脂膏物质，所以就用血肉有情的腥臭脂膏药物来补充损耗。朱丹溪制有知柏地黄丸，并认为能治疗因肝肾阴伤而引起雷龙之火上炎的病证。对这两个方子的区别，聪明的人自然是能够分辨的。

此外，虽然一般认为凡是甘味药都有补的作用，凡是苦味药都能泻火，但也不能忽视苦味可以先入心经，而且可以化燥伤阴！而且，雷龙之火不能用苦寒清热的药来直折火势，治疗必须滋补真阴，肝肾阴水充足则火势自能平静，从而能够保持肝肾专翁和顺之性；如肾水虚亏则雷龙之火必然内生而躁动，这是因干燥而引起的躁动。所以，善于平息龙雷之火的方剂，没有能比得上专翁大生膏的。对此，医者可以在临床上进一步观察。

三甲复脉汤、定风珠（2方都见前）

专翁大生膏（酸甘咸法）

人参1千克（经济力量不够的可用制洋参代替）茯苓1千克龟甲（另熬胶）500克乌骨鸡1对鳖甲500克（另熬胶）牡蛎500克鲍鱼1千克海参1千克白芍1千克五味子250克麦冬1千克（不去心）羊腰子8对猪脊髓500克鸡子黄20个阿胶1千克莲子1千克芡实1500克熟地黄1500克沙苑子500克白蜜500克枸杞子（炒黑）500克

以上药物除了龟甲、鳖甲、阿胶、茯苓、白芍、莲子、芡实外，分别放入4只铜锅内（忌用铁器，搅拌也用铜勺），把血肉有情之品放入 2 只锅内，不属于血肉有情之品放入另 2 只锅内，用文火慢慢地熬炼 3 个昼夜，去药渣后，再熬炼 6 个昼夜，并逐渐把所熬得的药合为一锅，煎炼成膏状，最后再放入龟甲胶、鳖甲胶、阿胶，加入蜜一起和匀，再把方中有粉而无液汁的茯苓、白芍、莲子、芡实研为极细的粉末，与药膏一起和为丸。5 次服 6 克，逐渐加到每次服 9 克，每日服 3 次，大约每日服 30 克，以服 1 年为度。如孕妇每怀孕 3 个月必然要流产，由肝虚而内有热所致的，可在本方中加入天冬 500 克、桑寄生 500 克，一起熬膏，再加入鹿茸 720 克研为细末。（本方是根据阴生于八，成于七的道理，用三七 21 味药配成奇方，目的在于守阴。加味方是根据阳生于七，成于八的道理，用三八 24 味药组成偶方，以助滋生胎儿的阳气。古人制方，通利方大多用偶方，补益方则大多用奇方，这是根据阴阳互根的道理制定的。）

卷四·杂说

汗　论

汗也者，合阳气阴精蒸化而出者也。《内经》云：人之汗，以天地之雨名之。盖汗之为物，以阳气为运用，以阴精为材料。阴精有余，阳气不足，则汗不能自出，不出则死；阳气有余，阴精不足，多能自出，再发则痉，痉亦死；或熏灼而不出，不出亦死也。其有阴精有余，阳气不足，又为寒邪肃杀之气所抟，不能自出者，必用辛温味薄急走之药，以运用其阳气，仲景之治伤寒是也。伤寒一书，始终以救阳气为主。其有阳气有余，阴精不足，又为温热升发之气所铄，而汗自出，或不出者，必用辛凉以止其自出之汗，用甘凉甘润培养其阴精为材料，以为正汗之地，本论之治温热是也。本论始终以救阴精为主。此伤寒所以不可不发汗，温热病断不可发汗之大较也。唐宋以来，多昧于此，是以人各着一伤寒书，而病温热者之祸及矣。呜呼！天道欤？抑人事欤？

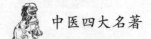

【解读】 人体的汗，是阴精通过阳气的蒸化而排出的一种液体。《内经》说：人体的汗，就好像自然界里的雨。这是因为，汗液是用阴精作为材料，又通过体内阳气的鼓舞，才能排出体外。要是阴精有余而阳气不足的话，就不能蒸化而排汗外出，如阳气极其衰弱，就是一种很危险的病证。

相反，如果阳热亢盛而阴精不足，多数情况下表现为有汗，这时如再用发汗的方法就会造成体内阴液更伤，甚至使筋脉失去滋养而发生抽筋，即痉证。痉证也是非常危险的病证，如用熏灼的治法来强发其汗，但仍无汗的，表明体内的阴液已经是十分亏虚了，也是一种很危险的病证。

一般来说，如阴精没有明显耗伤的话，但体内阳气不足，又感受了具有肃杀收引性质寒邪而产生的病证，没有出汗，这时的治疗，必须用辛温味薄，发散力量较强的药物，来鼓动阳气。驱散寒邪，张仲景《伤寒论》中对伤寒初起的治法就是这种情况。所以《伤寒论》一书中从始至终都是以救护阳气为主要治疗原则。还有一种情况，是素体阳气较盛，而阴液较虚，又感受了温热之邪，又进一步耗伤了体内的阴液。

其中有邪热内盛而迫津外出引起出汗的，也有因体内阴液不足，汗源亏乏而无汗出的两种情况。

对有汗的，可用辛凉疏散清热的方药清泄体内之热，则汗可自止；而对无汗的，可用甘凉滋润的方药培补阴液以增加汗液来源，则自能有汗。这就是本书所要论述的治疗温病的方法。所以本书从始至终都是把救护阴液作为主要治法。总的来说，就是对伤寒初起不能不用辛温解表发汗治法，而对温病的治疗却绝对不能用辛温发汗法。

然而，自唐宋以来，许多医家对于这一点却搞不清楚，只是各人对《临寒论》进行注释，写了不少的《伤寒论》注本，用治疗伤寒的方法来治温病，给温病患者造成了莫大的祸害。天啊！这是天意命运的安排？还是人为所造成的呢？

方中行先生或问六气论

原文云：或问天有六气——风、寒、暑、湿、燥、火，风、寒、暑、湿，经皆揭病出条例以立论，而不揭燥火，燥火无病可论乎？曰：《素问》言春伤于风，夏伤于暑，秋伤于湿，冬伤于寒者，盖以四气之在四时，各有专令，故皆专病也。燥火无专令，故不专病，而寄病于百病之中；犹土无正位，而寄王于四时辰戌丑未之末。不揭者，无病无燥火也。愚按此论，牵强臆断，不足取信，盖信经太过则凿之病也。春风，夏火，长夏湿土，秋燥，冬寒，此所谓播五行于四时也。经言先夏至为病温，即火之谓；夏伤于暑，指长夏中央土而言也；秋伤于湿，指初秋而言，乃上令湿土之气，流行未尽。盖天之行令，每微于令之初，而盛于令之末；至正秋伤燥，想代远年湮，脱简故耳。喻氏补之诚是，但不当硬改经文，已详论于下焦寒湿第四十七条中。今乃以土寄王四时比燥火，则谬甚矣。

夫寄王者，湿土也，岂燥火哉！以先生之高明，而于六气
乃昧昧焉，亦千虑之失矣。

【解读】　　方中行先生的《或问·六气论》中说：
"要是有人问到，自然界中存在的风、寒、暑、湿、燥、
火一起称六气，《内经》对其中的风、寒、暑、湿四气都
系统而明确论述了致病规律，但是对燥和火两气却没有提
及，是不是燥和火两气没有病可以论述呢？回答是：《素
问》中指出，春伤于风，夏伤于暑，秋伤于湿，冬伤于
寒，都是用四气配所主的四时，每气有其特定的时令季
节，所以会有特定发生的疾病。燥和火没有特定的相应时
令季节，所以也就没有它们的特定疾病，只能在四时中的
其他疾病中表现出来。这就像五行中的土一样，它虽然没
有在四时中有确定的位置，但可以寄旺在四时每一个季节
的辰、戌、丑、末月的最后 18 天。之所以在《内经》中
没提及燥和火的季节致病，是因为没有病不存在于燥和
火的病证。"我认为方先生的这种说法属于牵强附会，主
观臆断，是不足以服众的。这是因为该书作者过于相信
《内经》中的条文而刻板地理解了原文的原因。春季多
风，夏季炎热，长夏季节湿气较重，秋季则干燥，冬季
寒冷，这就是按五行主气而分布在四时的规律。《内经》
中说：发生在夏至节气以前的称温病，就是指的火邪为
患，因火与热的性质是相同的。而《内经》中所说的
"夏伤于暑"，则是指的在长夏季节所感受的湿土之气。
而《内经》中所说的"秋伤于湿"，是指在初秋时长夏
的湿气还未尽，所以感受的仍是湿气：这是因为，一般
来说，时令之气的变化，在当令开始的时候总是较为微

弱的，而到了当令的后期才转为旺盛。至于《内经》中未提及到正秋之时伤于燥气的病证，想来是因为《内经》成书年代已很久远，难免有文字的淹没、脱简的缘故。喻嘉言对秋燥为病的补充是很有道理的，但是不应该擅自更改《内经》原文。对于这一点，我已经在下焦篇寒湿第47条中进行了较为详细的论述。而今方先生却把湿土寄旺于四时来与燥、火两气致病相提并论，这是极为错误的。因为所谓寄旺者，只是指湿土而言，怎么能把燥、火也寄旺于四时呢？方先生的学术是很高明的，但是对六气的变化和致病规律却没有能搞清楚，这可以说是"智者千虑，必有一失"。

伤寒注论

仲祖《伤寒论》，诚为金科玉律，奈注解甚难。

盖代远年湮，中间不无脱简，又为后人妄增，断不能起仲景于九原而问之，何条在先、何条在后，何处尚有若干文本，何处系后人伪增，惟有阙疑阙殆，择其可信者而从之，不可信者而考之已尔。创斯注者，则有林氏、成氏，大抵随文顺解，不能透发精义，然创始实难，不为无功。有明中行方先生，实能苦心力索，畅所欲言，溯本探微，阐幽发秘，虽未能处处合拍，而大端已具。喻氏起而作《尚论》，补其阙略，发其所未发，以诚仲景之功臣也；然除却心解数处，其大端亦从方论中来，不应力诋方氏。北海林先生，刻方氏前条辨，附刻《尚论篇》，历数喻氏僭窃之罪，条分而畅评之。喻氏之后，又有高氏，注尚论发明，亦有心得可取处，其大端暗窃方氏，明尊喻氏，而又力诋喻氏，如喻氏之于方氏也。北平刘觉庵先生起而证之，亦如林北海之证尚论者然，公道自在人心也。其他如郑氏、程氏之后条辨，无足取者，明眼人自识之。舒驰远之集注，一以喻氏为主，兼引程郊倩之后条辨，杂以及门之论断，若不知有方氏之前条辨者，遂以喻氏窃方氏之论，直谓为喻氏书矣。此外有沈目南注，张隐庵集注，程云来集注，皆可阅。至慈溪柯韵伯注伤寒论著《来苏集》聪明才辨，不无发明，可供采择，然其自序中谓大青龙一证，方喻之注大错，目之曰郑声、曰杨墨，及取三注对勘，虚中切理而细绎之，柯注谓风有阴阳，汗出脉缓之桂枝证，是中鼓动之阳风；汗不出脉紧烦躁之大青龙证，是中凛冽之阴风。试问中鼓动之阳风者，而主以桂枝辛甘温法，置《内经》风淫于内，治以辛凉，佐以苦甘之正法于何地？仲景自序云："撰用《素问》《九卷》，"反背《素问》而立法耶？且以中鼓动之阳风者，主以甘温之桂枝，中凛冽之阴风者，反主以寒凉之石膏，有是理乎？其注烦躁，又曰热淫于内，则心神烦扰；风淫于内，故手足躁乱（方先生原注：风为烦，寒则躁）。既曰凛冽阴风，又曰热淫于内，有是理乎？种种矛盾，不可枚举。方氏立风伤卫，寒伤营，风寒两伤营卫，吾不敢谓即仲景之本来面目；然欲使后学眉目清楚，不为无见。如柯氏之所序，亦未必即仲景之心法，而高于方氏也。其删改原文处，多逞臆说，不若方氏之纯正矣；且方氏创通大义，其功不可没也，喻氏、高氏、柯氏，三子之于方氏，补偏救弊，其卓识妙悟，不无可取，而独恶其自高己见，各立门户，务掩前人之善耳。后之学人，其各以明道济世为急，毋以争名竞胜为心，民生幸甚。

【解读】　张仲景所著的《伤寒论》是中医学的经典著作，成为后世诊治外感病的准绳，但是对它进行注解是比较困难的。由于《伤寒论》的成书年代已很久远，会有一些脱漏的地方，加上后世又有一些人随意增加内容，对这些问题当然不能向九泉之下的张仲景去核实，究竟哪条在前？哪条在后？什么地方还有什么文字？什么地方又是后人所加而伪称是张仲景所说的？所以只能把这些疑问姑且置之不理，只是选择其中可靠的内容，而对有疑问而难以确信的内容进行考证。对《伤寒论》首先进行注释的，是宋代的林亿和成无己两位，虽说只不过是随文作了一些解释，并不能阐发其中精深的含义，然而作为首先创始的注解工作实在也是比较困难的，所以也是有功劳的。到了明代，有方中行先生刻苦尽心注释《伤寒论》的含义，并把自己的见解畅所欲言，以追溯《伤寒论》原义，探求其精微，阐述了深奥的意义，虽然还不能处处与原文的意思吻合，但大体表达了原书的真实内容。后来，喻嘉言的《尚论》弥补了《伤寒论》中的某些缺漏，阐发了《伤寒论》中没有说清楚的地方，是对研究张仲景《伤寒论》有贡献的功臣。不过他的书中除一些注解有他的心得外，基本内容大体上是沿用方氏所论，所以喻氏在书中过分地贬低方氏是不应该的。林北海先生把方氏的《伤寒论前条辨》和喻氏的《尚论篇》合在一起，并把喻氏抄袭方氏的所有地方一一列举，逐条进行分辨、详加评论。在喻氏之后，又有清代高学山著《伤寒尚论辨似》，在阐发尚论篇》内容方面，有一些心得是可取的，但是该书大体上是暗中抄袭方氏书中的内容，在表面上尊重喻氏，而实际上却是在极力贬低喻氏，这一手法和喻氏对于方氏的做法是一样的。在这以后，北平的刘觉莘先生也著书进行论证，但也和林北海论证《尚论篇》一样。对这种相互间的攻击，好在公道自在人心，大家心中还是有数的。其他还有郑玉坛的《伤寒条辨续注》、程郊倩的《伤寒论后条辨》等，但其内容多数并无可取之处，对此，明眼人都是能识别的。至于舒驰远的《伤寒集注》，是以喻氏的《尚论篇》为主要依据，并引用了程郊倩《伤寒论后条辨》的内容，其中又混杂了一些他弟子的论述。但该书作者似乎不知道有方氏的《伤寒论前条辨》，所以把喻氏抄袭方氏之论述，认为是喻氏自己的见解。此外，还有沈目南的《伤寒六经辨证治法》、张隐庵及程云来的《集注》，都是可以参阅的。至于慈溪柯韵伯注《伤寒论》所著的《伤寒来苏集》，充分体现了他的聪明才智，其中有许多对《伤寒论》的阐发和独到见解，是可以供选择采用的。然而在该书自序中作者认为方、喻两人对大青龙汤一证之注是完全错误的，把他们的见解称之为"郑声"、"杨墨"。我把他们3家的注解进行了详细的对校，虚心地按道理的所在而细细分析，事实也并非如此。柯氏的注中说："风邪有阴阳的区别：如症见汗出、脉浮缓的桂枝汤证，是感受了具有鼓动之性的阴风；如症见汗不出、脉浮紧、烦躁的大青龙汤证，是感受了具有凛冽之性的阴风。"我对这种说法想追问一下：为什么感受了具有鼓动之性的阳风而发病的，要用桂枝汤这种辛甘温的方剂？这样把《内经》中所说的"风淫于内，治以辛凉，佐以苦甘"的正法放在什么地位呢？在张仲景《伤寒论》自序中说，编写《伤寒论》是以《素问》、《九卷》为主要理论依据的，怎么会反而违背《素问》的治则而确立治法呢？而且注中说感受具有鼓动之性的阳风而发病的，用甘温之桂枝汤治疗，而感受具有凛冽之性的阴风而发病的，又反而用寒凉的石膏，难道有这样的道理吗？柯氏注大青龙汤所见的烦躁一症，是因为邪热盛于内，致心神烦扰；风邪盛于内，所以导致手足躁乱（方先生原注是：风为肋，寒则躁）。既然说感受的是凛冽的阴风，又说是邪热盛于内，难道有这种道理吗？各种各样自相矛盾的说法，难以一一列举。另外，对于方氏所提出的"风伤卫、寒伤营、风寒两伤营卫"的说法，我不敢断定这是张仲景的原意，但为了要使后学者在学习《伤寒论》时眉目清楚，也不能说没有见地。而柯氏自序中的说法，未必是张仲景本来的观点，不见得就比方氏高明。柯氏对《伤寒论》原文所作的删改之处，大多属于主观臆断，也不如方氏在学术上的纯正。而且方氏阐发了《伤寒论》的精神实质，所以他的功劳是不可埋没的。总的来说，喻氏、高氏、柯氏这3位学者对方氏的论述，有一些补偏救弊，使之更为完善的地方，其中有不少高明的见解，不是没有可取之处的，但我对他们那种片面抬高自己，为自立门户而抹杀前人长处的做法感到很不满意。所以希望后来的学者，应该把阐明医理、济世救人放在第一位，千万不要存有争名好胜之心，这样才能造福广大民众。

风　论

　　《内经》曰：风为百病之长。又曰：风者善行而数变。夫风何以为百病之长乎？《大易》曰：元者善之长也。盖冬至四十五日，以后夜半少阳起而立春，于立春前十五日交大寒节，而厥阴风木行令，所以疏泄一年之阳气，以布德行仁，生养万物者也。故王者功德既成以后，制礼作乐，舞八佾而宣八风，所谓四时和，八风理，而民不夭折。风非害人者也，人之腠理密而精气足者，岂以是而病哉！而不然者，则病斯起矣。以天地生生之具，反为人受害之物，恩极大而害亦广矣。盖风之体不一，而风之用有殊。春风自下而上，夏风横行空中，秋风自上而下，冬风刮地而行。其方位也，则有四正四隅，此方位之合于四时八节也。立春起艮方，从东北隅而来，名之曰条风，八节各随其方而起，常理也。如立春起坤方，谓之冲风，又谓之虚邪贼风，为其乘月建之虚，则其变也。春初之风，则夹寒水之母气；春末之风，则带火热之子气；夏初之风，则木气未尽，而炎火渐生；长夏之风，则挟暑气、湿气、木气（未为木库），大雨而后暴凉，则挟寒水之气；久晴不雨，以其近秋也，而先行燥气，是长夏之风，无所不兼，而人则无所不病矣。初秋则挟湿气，季秋则兼寒水之气，所以报冬气也。初冬犹兼燥金之气，正冬则寒水本令，而季冬又报来春风木之气，纸鸢起矣。再由五运六气而推，大运如甲己之岁，其风多兼湿气；一年六气中，客气所加何气，则风亦兼其气而行令焉。然则五运六气非风不行，风也者，六气之帅也，诸病之领袖也，故曰：百病之长也。其数变也奈何？如夏日早南风，少移时则由西而北而东，方南风之时，则晴而热，由北而东，则雨而寒矣。四时皆有早暮之变，不若夏日之数而易见耳。夫夏日曰长曰化，以盛万物也，而病亦因之而盛，《阴符》所谓害生于恩也。无论四时之风，皆带凉气者，木以水为母也；转化转热者，木生火也；且其体无微不入，其用无处不有，学人诚能体察风之体用，而于六淫之病，思过半矣。前人多守定一桂枝，以为治风之祖方；下此则以羌、防、柴、葛为治风之要药，皆未体风之情，与《内经》之精义者也。桂枝汤在伤寒书内，所治之风，风兼寒者也，治风之变法也，若风之不兼寒者，则从《内经》风淫于内，治以辛凉，佐以苦甘，治风之正法也。以辛凉为正而甘温为变者何？风者木也，辛凉者金气，金能制木故也。风转化转热，辛凉苦甘则化凉气也。

【解读】　《内经》中说：风是引起许多疾病的首要因素。又说风的性质，活动速度较快而变化较多。为什么说风是引起许多疾病首要的因素呢？《大易》中也说到："气是万物生长变化的根本。"在冬至后的45日是立春，这时从后半夜起少阳之气开始生发。而在立春前的15日交大寒，此时厥阴风木行令，而风水具有疏泄之性，从此就可以调畅一年中的阳气，从而使万物得到生养之机。所以一个国家的统治者在建大业后，要制定各种礼节、乐章、舞路，也就是常说的四时季节和顺，八方之风调理，人们就不会生病而死。因而风在正常情况下是不会对人体造成伤害的，如果人体的腠理致密而精气充足，怎么会因为风而生病呢！但不是这样，风就会引起人们生病。风本来是能使天地呈现勃勃生机的，反过来却成为伤害人的病邪，真是恩泽极大，反过来其为害也越广。由于在不同情况下风的性质有所不同，而风的作用也会各异。如春风是自下而上，而夏风则是横行在空中，秋风是自上而下，冬风多为刮地而行。就风的方位来说，也有四正（东、南、西、北）四隅（东北、西南、东南、西北）的不同，这些不同方位与春、夏、秋、冬四时和冬至、夏至、春分、秋分、立春、立夏、立秋、立冬这8个节气是一致的。如立春的风起于艮方，从东北方向而来，名为条风，都是随着节气的不同而来自一定的方位，这些都属于正常情况。但是如立春从坤方正北方向来的风称冲风，又称虚邪贼风，这是其乘月建而改变了方位所来的风。风的变化还可具有不同的性质。如初春的风，中于冬季寒气尚存，所以风可夹其母气（寒气）；春末的风，因将近夏季，所以风可夹带夏季火热之气，即风的子气；夏初的风，虽然天气已开始转热，但春季主令的木气尚未完全消失，所以风中还带有一些温和之气。长夏时既有夏季的炎热，又是湿土当令，加上月建属未为木，所以风中可夹暑、湿、木三气。如果在大雨之后，天气突然转凉，风中就可带寒气；如果久晴没有雨，天气燥热，燥气先期而至，风中就可以带燥气。所以长夏风的兼夹是多种多样的，人们发生的疾病也是各种各样的。初秋湿土之气还未完全消失，风可兼夹湿气；在秋末则可兼夹寒水之气，向人们预告冬季要到来了；在初冬的时候，还可兼夹秋令的燥金之气；隆冬之时寒水当令，到了冬末，又兼有春季风木之气的气息，这时的风自下而上，所以能使纸鸢升空。再用五运六气来推算 60 年一转的大运也有一定的规律，如属甲、己的年份，为土运当令，所以这其风多兼有湿气。在一年的风、寒、暑、湿、燥、火六气中，还要看加临的是什么客气，风随客气的不同随而可兼有客气的性质。因而在五运六气中都必须有风，风是六气的主帅，是各种疾病发生的首要原因，所以说风是百病之长。风所具有的变化快的特点有什么表现呢？以夏天为例，早晨为南风，过一会又转为西风、北风、东风，在刮南风的时候，天气晴朗而温热，如转为北风或东风，就会下雨而天气较为寒凉。一年四时气候都有早晨和晚间的变化，但不如夏天变化快而容易见到。这是出于夏季是主宰生长、变化的季节，万物生长较为旺盛，疾病的发生也较多，《阴符经》中所说的"害生于恩"就是这个意思。不论春夏秋冬哪种风，都带有寒凉之性，这是因为风属木，木的母是水，而水性寒凉。如果风性转化还可以化热，这是由于木能生火。由于风是具备无孔不入的特点，所以其作用可以说是无处不有，学医的人如果能认真体察风的性质和作用，对于外感六淫所引起的疾病就能领会大半了。但前人大多也只守定一个桂枝汤，认为这是治疗风邪致病的主要方剂。以后的人，又把羌活、防风、柴胡、葛根作为治疗风邪致病的主要药物，其实都没有能真正体会风的特性和《内经》中对风邪论述的精深含义。桂枝汤在《伤寒论》内，所治疗的风，是风兼寒性的病证，这是治疗风邪的变法。如果风邪不兼有寒性的，就要遵从《内经》中"风淫于内，治以辛凉，佐以苦甘"的原则，这是治疗风邪致病的正法。辛凉作为治疗风邪致病的正法，而甘湿治疗风邪致病为变法的道理是什么？这是因为风属木，辛凉是金之气，金能克木的缘故。当风转化成热时辛凉与苦甘合用，以用转化成寒凉的金气来克制风木。

医书亦有经子史集论

儒书有经子史集，医书亦有经子史集。《灵枢》、《素问》、《神农本经》、《难经》、《伤寒论》、《金匮玉函经》，为医门之经；而诸家注论、治验、类案、本草、方书等，则医之子、史、集也。经细而子、史、集粗，经纯而子、史、集杂，理固然也。学人必不可不尊经，不尊经则学无根柢，或流于异端；然尊经太过，死于句下，则为贤者过之，《孟子》所谓：尽信书，则不如无书也。不肖者不知有经，仲景先师所谓：各承家技，终始顺旧，省疾问病，务在口给，相对斯须，便处汤药，自汉时而已然矣，遑问后世，此道之所以常不明而常不行也。

【解读】 儒家的书有经、子、史、集四类，医书也有经、子、史、集四类。《灵驱》、《素问》、《神农本草经》、《难经》、《伤寒论》、《金匮玉函经》为中医书的经典，而后世诸家的注论、治验、类案、本草、方书等则属于医书的子、史、集类。经的论述详细，而子、史、集的论述粗略，经的内密纯净，而子、史、文、集的内容繁杂，这是理所当然的。对于学医的人来说，不能不尊重经典著作，因为不去研究经典，就不明白中医的本源，学问就没有根底，会走向邪路。然而，如果一味崇尚经典，被书中的一字一句死死地困住自己的手脚，那就是聪明反被聪明误了。正如孟子所说："尽信书，则不如无书"。相反，不学无术的人不研究经典著作也是不对的，张仲景早就指出：有些学医的人，只是各自继承一家的知识技能，因循守旧，在临床看病时，又满足于口头上敷衍病人，未经详细审察，便马虎草率地处方用药。可见，这种不良风气早在汉代就有，更难怪后世了，可以说这是中医学术常常得不到繁荣昌盛的重要原因。

本论起银翘散论

本论第一方用桂枝汤者，以初春余寒之气未消，虽曰风温（系少阳之气），少阳紧承厥阴，厥阴根乎寒水，初起恶寒之证尚多，故仍以桂枝为首，犹时文之领上文来脉也。本论方法之始，实始于银翘散。

吴按：六气播于四时，常理也。诊病者，要知夏日亦有寒病，冬日亦为温病，次年春夏尚有上年伏暑，错综变化，不可枚举，全在测证的确。本论凡例内云：除伤寒宗仲景法外，俾四时杂感，朗若列眉，后世学人，察证之时，若真知确见其为伤寒，无论何时，自当仍宗仲景；若真知六气中为何气，非伤寒者，则于本论中求之。上焦篇辨伤寒温暑疑似之间最详。

【解读】　本书第一首方剂使用桂枝汤的理由是：初

春时分冬令的残余寒气尚未消失，虽然病名风温（为少阳之气当令），但此时的少阳之气是紧接厥阴风木而来，厥阴风木又来源于少阴寒水，因而此病初起多见恶寒等寒象，所以仍然把桂枝汤作为第一方。这种处理方法和日常写文章一样，下文必须首先衔接上文的来龙去脉。毫无疑问，本书论述的温病属性温热，所以对风温初起的治疗方法，实际上是从银翘散开始。

吴按：风寒暑湿燥火等六气分布于春夏秋冬四季，这是常年的一般规律。对于医生来说，在诊治疾病时还要知道一些异常的变化，如夏天也有伤寒，冬天也有温病，甚至下一年的春夏季节还会发生由于上一年的暑邪潜伏而致的病证，这些错综复杂的变化，这里就不一一举例，关键在于诊察病证要确切可靠。关于这一点在本书目录之前的《凡例》中明确指出，除了伤寒按照张仲景的方法治疗外，其他四时外感病症的诊治方法在本书中都做了十分清晰的阐述。后世医者在临床诊治疾病的时候，要是能确诊为伤寒，不管哪个季节，自然应该按照张仲景的《伤寒论》进行治疗，如果能确认是六气中的哪种气为患而不是伤寒的时候，则要从本书中探求治法。本书上焦篇里围绕这个问题，对伤寒与瘟病、暑病之间的异同点，已经作了极为详细的分析比较。

本论粗具规模论

本论以前人信经太过（经谓热病者，伤寒之类也。又以《伤寒论》为方法之祖，故前人遂于伤寒法中求温热，中行且犯此病），混六气于一《伤寒论》中，治法悉用辛温，其明者亦自觉不合，而未能自立模范。瑭哀道之不明，人之不得其死，不自揣度而作是书，非与人争名，亦毫无求胜前贤之私心也。至其序论采录处，粗陈大略，未能细详，如暑证中之大顺散、冷香饮子、浆水散之类，俱未收录。一以前人已有，不必屋上架屋，一以卷帙纷繁，作者既苦日力无多，观者反畏繁而不览，是以本论不过粗具三焦六淫之大概规模而已。惟望后之贤者，进而求之，引而伸之，斯遇者之大幸耳。

【解读】 我写这本书的原因之一是前人过分地相信一些经典著作（就像深信《内经》所说的热性病都属于伤寒的范畴。又像把《伤寒论》当作立法用方的典范，一直习惯于在伤寒大法中来探求治疗温热病的方法，就连方中行先生也要沾染了这种风气），置六气的各自特性于不顾，将它们全部混杂于《伤寒论》这本书里，治疗用药也照搬辛温这一套，有些深知医理的人，即使感觉到这样做不合情理，但没有能够作出榜样，阐明自己的观点。我深深地感到，由于医学技术得不到发扬光大，使人们不能颐养天年而过早地死亡，这是十分可悲的，为此，我不顾才疏学浅，撰写此书，主要目的既不是与别人争名夺利，也不存在与前辈贤人论高低的丝毫私心。至于全书的内容，从序言到各卷的病症论述，乃至方药的摘录，仅仅粗浅地陈述了一个大概，没有做到精辟详细，例如在暑温病的处方中，古人常用的大顺散、冷香饮子、浆水散等均未收录，其原因之一是这些方剂前人已有记载，这里没有必要再加以重复。再则，如果一本书卷庞杂，头绪过多，作者因为时间与精力不够而发愁，读者也会因文字冗长而望而生畏，反而无心阅读。所以本书只是对三焦辨证、六淫致病等内容作一概略介绍，枯望后世贤明的人进一步加以阐发引申，这将对我是个莫大的欣慰。

寒疫论

世多言寒疫者，究其病状，则憎寒壮热，头痛骨节烦疼，虽发热而不甚渴，时行则里巷之中，病俱相类，若役使者然；非若温病之不甚头痛骨痛而渴甚，故名曰寒疫耳。盖六气寒水司天在泉，或五运寒水太过之岁，或六气中加临之客气为寒水，不论四时，或有是证，其未化热而恶寒之时，则用辛温解肌；既化热之后，如风温证者，则用辛凉清热，无二理也。

【解读】　通常所说的寒疫，分析其症状，有恶寒、高热、头涌、骨节烦疼等。其特征是虽然发热但没有明显的口渴，且易流行蔓延，问一地方的人病状都十分相似，好象分派徭役一样人人均等。这和温病时头痛、关节痛较轻而口渴明显有所不同，所以称为寒疫。每当六气中寒水司天在泉，或者五运中寒水太过的年分，或者六气当令又有寒水作为客气加临时，不管春夏秋冬，只要有这样的病证发生，在没有化热而还有恶寒的时候，可用辛温解肌的方法来进行治疗。一旦化热之后，证情与风温相似时，则宜用辛凉清热法治疗。其治疗的原则、方法是一致的。

伪病名论

病有一定之名，近有古无今有之伪名，盖因俗人不识本病之名而伪造者，因而乱治，以致误人性命。如滞下、肠澼，便下脓血，古有之矣，今则反名曰痢疾。盖利者，滑利之义，古称自利者，皆泄泻通利太过之证也。滞者，淤涩不通之象，二义正相反矣，然治法尚无大疵谬也。至妇人阴挺、阴蚀、阴痒、阴菌等证，古有明文大抵多因于肝经郁结，湿热下注，浸淫而成，近日北人名之曰，历考古文，并无是字，焉有是病！而治法则用一种恶劣妇人，以针刺之，或用细勾勾之，利刀割之，十割九死，哀哉！其或间有一、二刀伤不重，去血不多，病本轻微者，得愈，则恣索重谢。试思前阴乃肾之部，肝经蟠结之地，冲任督三脉由此而分走前后，岂可肆用刀勾之所。甚则肝郁胁痛，经闭寒热等证，而亦名之曰，无形可割，则以大针针之。

【解读】　而现在才有的伪造的病名，这是现在无知的医生对这些病名不了解而随意杜撰出来的，而且还胡乱治疗，以致断送了人的性命。如滞下、肠澼，便下脓血等，是自古以来就有的病名，但现在却称这种病为痢疾。实际上利与滞是两种完全相反的意思：所谓利，是指滑利、大便泄泻，古代所说的白利，都是大便泄泻、通利太过的病证；所谓滞，是指瘀涩不通的状态。所幸对该病的治疗方法还没有什么大的错误。至于妇人所患的阴挺、阴蚀、阴痒、阴菌等病证，自古以来就有明确的记载，发生的原因多是由于肝经气机郁结，兼夹有湿热下注，向下浸淫于阴部。但近来北方有人把这病称为痣。我查阅了古代文献，并没有这个字，又怎么有这种病！而他们所采用的治法是由一些粗鲁的妇人，用针刺之，或用细钩去钩，或用锋利的刀子去割。结果是10个人中有9个会死，怎么不令人悲哀呢？其中偶然也割了一二刀，伤势不重，流血不太多，加上疾病本身就较轻微的，侥幸治好了，就向病家索取大量的谢礼。设想一下，前阴部是肾经循行的部位，也是肝经盘结的地方，冲、任、督三条经脉也由此而分别走向前面和后部，是一个重要的部位，怎么可以随便用刀、钩去进行损伤呢？更为严重的是，把肝郁胁痛、经闭寒热等病证，都称为痣，因这些病没有可见的肿块可割，就用粗大的针去刺。

在妇人犹可借口曰：妇人隐疾，以妇人治之。甚至数岁之男孩，痔疮、疝、瘕、痔疾，外感之遗邪，总而名之曰，而针之，割之，更属可恶。在庸俗乡愚，信而用之，犹可说也。竟有读书明理之文人，而亦为之蛊惑，不亦怪哉！又如暑月中恶腹痛，若霍乱而不得吐泻，烦闷欲死，阴凝之痣证也，治以苦辛芳热则愈，成霍乱则轻，论在中焦寒湿门中，乃今世相传谓之痧证，又有绞肠痧，乌痧之名，遂至方书中亦有此等名目矣。

【解读】　对妇女还可以借口说因是妇女的隐疾，所以要妇女来治疗，甚至对只有数岁的男孩，患了痔疮、疝、瘕、痔疾，以及外感病的后遗症后，都统称为痣，而用针刺、刀割，这就更可恶了。一般的庸俗愚蠢之人相信这种办法而使用，还可以理解，但竟有读书懂得道理的人，也被迷惑了，这不是一件怪事吗？又如在夏季感受了秽恶之气而发生腹痛，如霍乱一样，但欲吐不得吐，欲泻不得泻，心中烦闷欲死。这是一种阴寒凝滞于内而引起的痞证，应当用苦辛温里、芳香逐秽的方法进行治疗可愈。即使能像霍乱一样会发生吐泻，病情也会相对轻些，这在本书中焦篇的寒湿门中已有论述，也就是世上流传的所谓痧证，还有绞肠痧、乌痧等病名，所以连医书中也有了这些病名。

俗治以钱刮关节，使血气一分一合，数分数合而阳气行，行则通，通则痞开痛减而愈。但愈后周十二时不可饮水，饮水得阴气之凝，则留邪在络，遇寒或怒（动厥阴）则不时举发，发则必刮痧也。是则痧固伪名，刮痧乃通阳之法，虽流俗之治，颇能救急，犹可也，但禁水甚难，最易留邪。无奈近日以刮痧之法刮温病，夫温病阳邪也，乱则通阳太急，阴液立见消亡，虽后来医治得法，百无一生。吾新见有痉而死者，有痒不可忍而死者，庸俗之习，牢不可破，岂不哀哉！此外伪名妄治颇多，兹特举其尤者耳，若时医随口捏造伪名，南北皆有，不胜指屈矣。呜呼！名不正，必害于事，学人可不察乎！

【解读】 民间用铜钱刮胸背、关节，使血气得到正常的分与合，经过数次的分合后，阳气得以通行，阳气一通，痞结就能开通，腹痛就能减轻而疾病得愈。但在愈后12个时辰里不能饮水，水属阴寒之物，饮水后会使阴气内凝，而致邪气留在经络，如再遇到寒凉或发怒（怒气最易伤肝而动厥阴之气），就会经常复发，一旦发作又要用刮痧的方法来治疗。所以痧固然是一个伪造的病名，但刮痧却是疏理阳气的方法，虽然是一种土办法，但救急时还是很有用的，所以仍是可取的。但如果要使患者在 12 个时辰内禁水，这是较为困难的，而不禁水又容易留邪。然而使人感到无奈的是，近来有人把刮痧的治疗方法用来治温病，不知道温病是感受温邪而引起的，温邪是一种阳邪，如再用刮的方法，势必使阳气流动太急，促使阳热更盛，加快消耗阴液，甚则使阴液立刻消亡，以致后来即使再按照治疗温病的方法进行正确的医治，也是很难救治生命的。我亲眼见到有的患者因误用这种方法后，发生痉厥而死亡的；也有发生全身痒不可忍而死的，庸医这种陋习，实在是非常顽固，难以破除，怎么能不令人哀叹呢！此外，还有许多伪造了病名而胡乱进行治疗的情况，不再一一列举，在这里仅仅是举其中较为突出的作为例子而已。当今世上许多医生，经常随口编造一些伪造的病名，在南北方都有，真是不胜枚举啊！连病名都没有搞正确，当然会造成治疗的错误，学习医学的人怎么可以不详细地辨察呢？

温病起手太阴论

四时温病，多似伤寒；伤寒起足太阳，今谓温病起手太阴，何以手太阴亦主外感乎？手太阴之见证，何以大略似足太阳乎？手足有上下之分，阴阳有反正之义，庸可混乎！《素问·平人气象论》曰：脏真高于肺，以行营卫阴阳也。《伤寒论》中，分营分卫，言阴言阳，以外感初起，必由卫而营，由阳而阴。足太阳如人家大门，由外以统内，主营卫阴阳；手太阴为华盖，三才之天，由上以统下，亦由外以包内，亦主营卫阴阳，故大略相同也。大虽同而细终异，异者何？如太阳之窍主出，太阴之窍兼主出入；太阳之窍开于下，太阴之窍开于上之类，学人须于同中求异，异中验同，同异互参，真诠自见。

【解读】 一年四季的湿病，与伤寒有许多相似之处。但伤寒发病起于足太阳膀胱经，那为何手太阴肺经也是主外感病呢？手太阴肺经的病变为什么大体上也与足太阳膀胱经病变相类似呢？手与足有上和下的分别，而阴与阳也有反和正的不同，怎么可以相混呢？在《素问·平人气象论》中说：五脏的真气上藏于肺，从而可以主宰营卫阴阳之气的运行。而在《伤寒论》中，也有营和卫、阴和阳的区别。这是出于外感病初起时，必然先从卫再发展到营，从阳而到阴。足太阳膀胱经好比是一家的大门，由外而统摄内，主管营卫、阴阳。而手太阴肺为一身的华盖，在天地人三才之中属天，从上而统摄下，也是从外而包围内，也主宰营卫阴阳，因而两者大体上是相同的。当然，大体虽然相同，但在细节上还有一些相异。相异在什么地方呢？如足太阳膀胱的开窍是前阴，主司排出，而手太阴肺的开窍在鼻，既主司呼气，又主司吸气。足太阳膀胱的窍开在下面，而手太阴肺的窍开在上面等。学医的人应在同中求异，并在异中分析其同，把两者的同与异搞清楚，就可以领会伤寒起于足太阳、湿病起于手太阴的真实含义了。

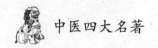

燥气论

前三焦篇所序之燥气，皆言化热伤津之证，治以辛甘微凉（金必克木，木受克，则子为母复仇，火来胜复矣）未及寒化。盖燥气寒化，乃燥气之正，《素问》谓"阳明所至为清劲"是也。

【解读】 前面上、中、下三焦篇里谈到的燥气，都是燥气化热伤津而引起的症候与治疗，使用的辛甘微凉法（按照五行相克的规律，金克木，木受克后，它的子火要为母复仇而克金，因而火热亢盛，燥气化热，称燥的复气），适用于燥未寒化的病症。燥气寒化属于燥气烦人正常变化，《素问·六元正纪大论》里说："卯和酉两个年份为阳明燥金司天，当燥气胜气占优势的时候，天气就干燥而寒凉。"

《素问》又谓"燥急而泽"（土为金母，水为金子也）本论多类及于寒湿伏暑门中，如腹痛呕吐之类，经谓"燥淫所胜，民病善呕，心胁痛不能转侧"者是也。治以苦温，《内经》治燥之正法也。前人有六气之中，惟燥不为病之说。

【解读】 《素问》又说："一旦干燥到了极点之后，就自然变的润泽"（这是因为阳明燥金司天的年份，与之相配的是少阴汗水在泉，按五行相生的关系来看，土为金母，水为金子，由于母生子，故燥金之气达到了极点之后，便转化为寒水之气而天气渐润）。有关这方面的内容，本书大多归类于寒湿、伏暑等病中去了。例如腹痛、呕吐一类的病症，就是《内经》所说的："燥气太过，侵袭人体，常发生呕吐、胸胁疼痛不能转侧等病症，用苦温的方法来治疗，这是《内经》治燥的正治法。前人曾经有过六气之中只有燥不致病的说法，这也是因为燥属于寒气之列。

盖以燥统于寒（吴氏《素问》注云：寒统燥湿，暑统风火，故云寒暑六入也），而近于寒，凡是燥病，只以为寒，而不知其为燥也。合六气而观之，余俱主生，独燥主杀，岂不为病者乎！细读《素问》自知。

【解读】　（吴坤在《素问》的注释里说："寒统摄燥与湿，暑统摄风与火，"所以说寒与暑包括了六气），而且它的属性也接近寒，故又为次寒。因此，一般遇见了燥病，往往也只认为寒而不知道是燥。综合六气来看，其余的五气都具有主生长发育的一面，只有燥气主肃杀。主生的五气都会致病，哪有主杀的燥气不致病的道理呢？这一点只要仔细阅读《素问》的有关篇章就会理解的。

再前三篇原为温病而设，而类及于暑温、湿温，其于伏暑、湿温门中，尤必三致意者，盖以秋日湿踞于内，新凉燥气加于外，燥湿兼至，最难界限清楚，稍不确当，其败坏不可胜言。经谓粗工治病，湿证未已，燥证复起，盖谓此也（湿有兼热兼寒，暑有兼风兼燥，燥有寒化热化。先将暑湿燥分开，再将寒热辨明、自有准的）。

【解读】　必须指出，本书的前三篇虽然原意是专为温病而写的，但也涉及了暑温、湿温，尤其在伏暑，湿温病中再三强调的是：由于秋季暑湿之邪踞于内，新感的凉燥之气又加于外，以致燥湿之邪夹杂并存，很难分清它们之间的界限，临床上如果稍有疏忽，就会造成严重的不良后果。《内经》指出的："粗心马虎的医生治疗疾病，湿证还没有好，燥证又来了。"大概就是指的这种情况（当遇到湿兼热兼寒，暑兼风兼燥，燥寒化热化等复杂病症时，正确的处理方法是：先把为主的暑、湿、燥从中分开，然后面辨别清楚其中的寒与热，这样自然能辨证有准，治疗有目标了）。

外感总数论

天以六气生万物，其错综变化无形之妙用，愚者未易窥测，而人之受病，即从此而来。近人止知六气太过曰六淫之邪，《内经》亦未穷极其变。夫六气伤人，岂界限清楚毫无兼气也哉！以六乘六，盖三十六病也。夫天地大道之数，无不始于一，而成于三，如一三为三，三三如九，九九八十一，而黄钟始备。六气为病，必再以三十六数，乘三十六，得一千二百九十六条，而外感之数始穷。此中犹不兼内伤，若兼内伤，则靡可纪极矣。呜呼！近人凡见外感，主以一柴葛解肌汤，岂不谬哉！

【解读】　自然界以风、寒、暑、湿、燥、火六气生养万物，其错综变化及其无形的微妙作用，愚笨的人是难以看到的，然而人的各种疾病，正是因六气的异常而引起的。现在的人只知道六气太过称为六淫之邪，即使《内经》对六气的无穷变化也未论述清楚。六气侵犯人体而发病，怎可能各自界限清楚，而不兼夹其他气呢！如每一气兼有其他五气而各引起一种疾病来算，即 6 乘 6，共合 36 种疾病。而自然界中所有事物无不从一开始，再生阴阳两仪，合而为三，如 1 乘 3 为 3，3 乘 3 得 9，9 乘 9 得 81，这样才能够满 12 律之数。风、寒、暑、混、燥、火六气致病，还要再用 36 乘 36，得 1296，这才是外感病的种类数。而其中还不包括兼有内伤的病证，如果再加上兼有内伤的病证，就更无法计数了。呜呼！现在的医生凡是见到外感病，都是用柴葛解肌汤，那不是十分荒谬吗？

治病法论

治外感如将（兵贵神速，机圆法活，去邪务尽，善后务细，盖早平一日，则人少受一日之害）；治内伤如相（坐镇从容，神机默运，无功可言，无德可见，而人登寿域）。治上焦如羽（非轻不举）；治中焦如衡（非平不安）；治下焦如权（非重不沉）。

【解读】　治疗外感疾病如同将军用兵一样（即用兵要贵在神速，应采取灵活机动的方法，去除病邪必须尽可能彻底，邪去后对善后的调理也务必细致，因为疾病早 1 天得愈，人就少受 1 天伤害）；治疗内伤杂病则如宰相处理政务一样（即处理问题时要从容镇定，善于策划运筹，虽然看不到明显的功德，但能使广大群众身体健康而长寿）。治疗上焦的病变，用药如同羽毛（不用轻浮上升的药物就不能上举而达到在上的病位）；治疗中焦的病变，

温病条辨

183

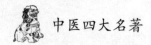

用药如同秤杆而保持平衡（如不能平衡就不能得到安定）；治疗下焦的病变，用药如同秤上的砣（要用性质沉重的药物才能直达在下的病位）。

吴又可温病禁黄连论

唐宋以来，治温热病者，初用辛温发表，见病不为药衰，则恣用苦寒，大队芩、连、知、柏，愈服愈燥，河间且犯此弊。盖苦先入心，其化以燥，燥气化火，反见齿板黑，舌短黑，唇裂黑之象，火极而似水也。吴又可非之诚是，但又不识苦寒化燥之理，以为黄连守而不走，大黄走而不守。夫黄连不可轻用，大黄与黄连同一苦寒药，迅利于黄连百倍，反可轻用哉？余用普济消毒饮于温病初起，必去芩、连，畏其入里而犯中下焦也。于应用芩、连方内，必大队甘寒以监之，但令清热化阴不令化燥。

如阳亢不寐，火腑不通等证，于酒客便溏频数者，则重用之。湿温门则不惟不忌芩连，仍重赖之，盖欲其化燥也。语云："药用当而通神"，医者之于药，何好何恶，惟当之是求。

【解读】 自唐宋以来，医生治疗温热病，往往对初起的病证用辛温发汗解表之法，用药后，看到疾病没有减轻，就任意用大量苦寒药物，如黄芩、黄连、知母、黄柏等，但服下后，非但热势不减，反而越用越化燥，甚至连刘河间也犯了这个弊病。这是因为苦味与心相合，服后先入于心，其变化能使津液消耗，即是燥气化火，临床表现为牙齿干黑，舌短苔黑，唇开裂而黑等症状，这是火热极盛发黑，所谓"火极而似水"。吴又可在《瘟疫论》中对乱用苦寒的弊病提出批评，这是很对的，但他并不知道苦寒药能化燥的道理，只认为黄连性质守而不走，而大黄的性质走而不守。既然不能随便用黄连，而大黄与黄连都是属于苦寒性质的药物，大黄的通利作用快于黄连100倍，怎么反而可以轻易乱用呢？我用普济消毒饮治疗温病初起，一定要去掉方中的黄芩、黄连，也是因为恐怕这些苦寒药引邪入里，而侵犯到中焦或下焦。即使在应当使用黄芩、黄连的处方中，我也一定要配合大量的甘寒药来减少苦寒药的弊病，使得它们在发探清热作用的同时，能化生阴液，不会化燥。但对于阳热亢盛而不能安寐，火腑不通而小便赤涩的患者，或平素嗜好饮酒，大便溏薄而次数频多的患者，就可以重用苦寒药物。在湿温门中治疗湿温，非但不忌用黄芩、黄连，反而要重用苦寒药，这是要用苦寒药以化燥祛湿。俗话说："用药确当，能够通神。"医生用药的好恶，应根据病情的需要而选好使用。

风温、温热气复论

仲景谓腰以上肿当发汗，腰以下肿当利小便，盖指湿家风水、皮水之肿而言。又谓无水虚肿，当发其汗，盖指阳气闭结而阴不虚者言也。若温热大伤阴气之后，由阴精损及阳气，愈后阳气暴复，阴尚亏歉之至，岂可发汗利小便哉！吴又可于气复条下，谓血乃气之根据归，气先血而生，无所根据归，故暂浮肿，但静养节饮食自愈。余见世人每遇浮肿，便于淡渗利小便方法，岂不畏津液消亡而成三消证，快利津液为肺痈肺痿证，与阴虚、咳嗽身热之劳损证哉！余治是证，悉用复脉汤，重加甘草，只补其未足之阴，以配其已复之阳，而肿自消。千治千得，无少差谬，敢以告后之治温热气复者。暑温、湿温不在此例。

【解读】 张仲景在《金匮要略》中说：治疗水肿病，对腰以上肿的应发汗，在腰以下肿的应利小便。这是针对湿气素重的人患风水、皮水治法而说的。张仲景又提出，如不是因水内停而造成的虚肿，也可发汗。这是针对因阳气闭结、气不行水而阴液并不亏虚所致的虚肿而说的。如温热病因邪热太盛而致阴液大量耗伤之后，由阴精耗损导致阳气受伤，而在疾病愈后，阳气很快地恢复，但阴液仍处于非常亏虚的状态，此时又怎么能用发汗、利小便的方法来治疗虚肿呢！吴又可在《温疫论》气复一条下说："气是依附于血的，如病后气先于血而恢复，此时气会没有依附之处，所以发生暂时的浮肿，只要能安静地调养、适当节制饮食，自然可愈。"但我看到医生一遇这类浮肿，就给予淡渗通利小便的方法，难道就不担心由于通利小便造成津液消亡而转成三消证，或因很快消耗了津液而转为肺痈、肺痿等病证，或转成阴虚、咳嗽、身热的劳损证吗？我治疗这些病证，都是用复脉汤，方中重用甘草。只要能补充不足的阴液，以与已经恢复的阳气相配，水肿自然就会消失。这种方法经千百次验证，没有不效验的，所以敢在这里介绍出来，以治疗温热病因气复而导致水肿者。然而，对暑温与湿温的治疗不属于这个范围。

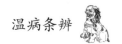

治血论

　　人之血，即天地之水也，在卦为坎（坎为血卦）治水者不求之水之所以治，而但曰治水，吾未见其能治也。盖善治水者，不治水而治气。坎之上下两阴爻，水也；坎之中阳，气也；其原分自干之中阳，干之上下两阳，臣与民也；干之中阳，在上为君，在下为师；天下有君师各行其道于天下，而彝伦不叙者乎？天下有彝伦攸叙，而水不治者乎？此《洪范》所以归本皇极，而与《禹贡》相为表里者也。故善治血者，不求之有形之血，而求之无形之气。盖阳能统阴，阴不能统阳；气能生血，血不能生气。至于治之之法，上焦之血，责之肺气，或心气；中焦之血，责之胃气，或脾气；下焦之血，责之肝气、肾气、八脉之气。治水与血之法，间亦有用通者，开支河也；有用塞者，崇堤防也。然皆已病之后，不得不与治其末；而非未病之先，专治其本之道也。

　　【解读】　人体的血液，好比是天地间的水，按八卦来说，水属坎（坎也是血的卦象）。如果治理水患的人，不寻求水患原因，我敢断言肯定是治不好水患的。凡是善于治水的人，都不是直接治水而是通过治气火治水。八卦上下面两阴爻代表了水，而坎卦中间的阳爻，代表了气。坎卦中的阳爻原是从乾卦中间的阳卦派生出来的。乾卦的上下两面都是阳爻，代表了臣与民。而在乾挂中的阳爻，上面的代表君，下面的代表师。天下有了君主和师长就能各行其职，天下就可井然有序了，这正如同阳气充足而正常运行，就可以引水流通一样，哪有阳气充足而水患不治的呢？这就是《尚书·洪范》所指出的万物变化的甚本原理，是由太极所表现出来的阴阳转化，它与《禹贡》所记载的山川分布规律也是相互呼应的。所以善于治血病的医生，不是仅局限于有形的血，而要从无形之气入手来调理血液。这是因为气属阳，血属阴，阳能统率阴，而阴不能统率阳；气能化生血液，但血液不能化生气，所以治血先治气是有道理的。如果气机石能调和，而不从调整气机入手，就好比一个家庭中丈夫不能把家理好，而是只责怪妻子，是不能解决问题的。而具体的治法，要根据病位而定，如对病变在上焦血分的治疗，要从肺气成心气入手；对病变在中焦血分的治疗，要从胃气或脾气入手；对病变在下焦血分的治疗，要从肝气或肾气或八脉之气入手。治水的方法与治血的方法，有的地方是相通的。如在使用通法方面，都是从疏通着手，也就是所谓"开支河"；还有使用堵塞的方法，从防止泄漏着手，也就是所谓"崇堤防"。然而，这些都是在血液已经发生病变之后，不得不去治其标的治法，而不是在血液未病之前，采用适当的方法防止血液出现病变的方法。

九窍论

人身九窍，上窍七，下窍二，上窍为阳，下窍为阴，尽人而知之也。其中阴阳奇偶生成之妙谛，《内经》未言，兹特补而论之。阳窍反用偶，阴窍反用奇。上窍统为阳，耳目视听，其气清为阳；鼻嗅口食，其气浊则阴也。耳听无形之声，为上窍阳中之至阳，中虚而形纵，两开相离甚远。目视有形之色，为上窍阳中之阴，中实而横，两开相离较近。鼻嗅无形之气，为上窍阴中之阳，虚而形纵，虽亦两窍，外则仍统于一。

【解读】　人的体表有9个窍道，上窍有7个、下窍有2个，上面的窍道属阳，下面的窍道则属阴，这些大家都知道。但九窍之中有阴阳属性、奇偶之别、相互生成等奥妙，这在《内经》中也未论及，这里特地补充论述。阳在先，生成数应为奇数，即是单数，但在上面的阳窍反而是偶（双）数，阴在后，生成数应为偶数，即双数，但在下面的阴窍反而是奇（单）数。在上面七窍统称阳窍：其中耳与月的主要功能是视和听，所接触的气是清气，所以属阳；鼻的功能是嗅，口的功能是进饮食，所接触的气属于浊气，所以属阴。耳的功能是听无形的声音，无形属于阳，所以耳在上窍中属阳中之至阳，其形态中间空虚而外表垂直，偏列于头部的两侧，两耳分开的距离较远；眼的功能是视有形的颜色，有形属于阴，所以眼属于上窍中的阳中之阴，其形态眼珠中间是充实的，呈横形列于鼻柱的两侧，两眼间的距离较近。鼻的主要功能是嗅无形之气，无形属阳，所以属于上窍中的阴中之阳，其形态空虚而垂直列于面的当中，虽然也有两个鼻孔，但在外面看来，是一个鼻子。

口食有形之五味，为上窍阴中之阴，中又虚又实，有出有纳，而形横，外虽一窍，而中仍二。合上窍观之，阳者偏，阴者正，土居中位也；阳者纵，阴者横，纵走气，而横走血，血阴而气阳也。虽曰七窍，实则八也。阳窍外阳（七数）而内阴（八数），外奇而内偶，阳生于七，成于八也。

【解读】　口的功能是进食有形的饮食五味，有形属阴，所以在上窍中属阴中之阴，口腔中空虚，但又有舌体充实，因而是又虚又实，既能进饮食，又能吐出体内的气，因而是有出有纳，其形态是横于鼻下，外面看来虽然是一个窍，但内中有食管，也有呼吸道，因而实际上是 2 个窍。综合人体上部七窍的外表形态和分布排列来看，总的规律是：凡属阳的，分布偏在两侧；凡属阴的，位置在面部的正中，这是因为土属阴而土居于中位的缘故。凡属阳的，外表呈垂直排列；而属阴的，外表呈横的排列。凡为垂直排列的走气分，而横向排列的走血分，这是因为血属阴而气属阳的缘故。人体上部虽说为七窍，实际上却有八窍。这表示阳窍是外阳（7 数）而内阴（8 数），外为奇数而内为偶数，这是因为阳生于 7 加成于 8。

生数，阳也；成数，阴也。阳窍用成数，七、八成数也。下窍能生化之前阴，阴中之阳也；外虽一窍而内实二，阳窍用偶也。后阴但主出浊，为阴中之至阴，内外皆一而已，阴窍用奇也。合下窍观之，虽曰二窍，暗则三也。阴窍外阴（二数）而内阳（三数），外偶而内奇；阴窍用生数，二、三生数也。上窍明七，阳也；暗八，阴也。下窍明二，阴也；暗三，阳也。合上下窍而论之，明九，暗十一，十一者，一也；九为老，一为少，老成而少生也。九为阳数之终，一为阳数之始，始终上下，一阳气之循环也。开窍者运阳气也。妙谛无穷，一互字而已。但互中之互，最为难识，余尝叹曰：修身者，是字难，格致者，互字难。

【解读】 生数，是属于阳；成数，足属于阴。阳窍一般是用成数，7、8 都是属于成数。另一方面，从下窍来说：具有生育传化功能的前阴，属于阴中之阳，外观虽然只有一窍，但其内实际上包括了排尿和主生殖的 2 个孔窍，这是因为阳窍用偶数的缘故。至于后阴，主要功能是排泄粪便，所以是阴中的至阴，内外都是一个孔窍，这是因为阴窍是用奇数的缘故。综合前后阴下窍的总体来看，虽然说是二窍，实际上为三窍，说明了阴窍的数是外阴（2 数）而内阳（3 数），外为偶数（双数）而内实为奇数（单数）。代表阴窍一般是用生数，2 和 3 都是属于生数。总之，上窍表面上为 7 个、属阳，但实际上却是 8 个、属阴；下窍表面上是 2 个、属阴，实际上却是 3 个、属阳。如果把上下窍的总数加在一起分析：表面上为 9，实际上是 11，而 11 的尾数是 1，9 是阳数中最大的，属老，1 是阳数中最小的数字，属少。这 2 个数字表示万物都是生于少而成于老。由于 9 是阳数的终端，而 1 是阳数的开始，所以万物都从始到终，从上到下地变化，无不是阳气在循环消长。人体是同样的道理，各种在体表所开的孔窍，都是为了运行阳气。其中的变化是奥妙无穷的，可以用一个"互"字来概括，也就是互相作用变化。但在互中又有互，复杂交错，是很难识别的。我曾经深有感叹地说过："修身养性的人，辨别是非最难；而研究自然界事物的人，最难的是分析事物相互之间的复杂关系。"

形体论

《内经》之论形体，头足腹背，经络脏腑，详矣，而独未总论夫形体之大纲，不揣鄙陋补之。

人之形体，顶天立地，端直以长，不偏不倚，木之象也。在天为元；在五常为仁，是天以仁付之人也，故使其体直，而麟凤龟龙之属莫与焉。孔子曰：人之生也直，罔之生也幸而免，蓬筱戚施，直之对也。程子谓生理本直，味本字之义。盖言天以本直之理，生此端直之形，人自当行公直之行也，人之形体，无鳞介毛羽，谓之虫。者，土也。土主信，是地以信付之人也。人之受天之仁，受地之信，备健顺五常之德，而有精、神、魂、魄、心，意、志、思、智、虑，以行孝、悌、忠、信，以期不负天地付畀之重，自别麟凤龟龙之属。故孟子曰：万物皆备于我矣。又曰：惟圣人然后可以践形。

《孝经》曰：天地之道，人为贵。人可不识人之形体以为生哉！医可不识人之形体以为治哉！

【解读】　《内经》对人的形体，头、足、腹、背、经络、脏腑等，都有详细的论述，但惟独没有从总体上论述人体，我不揣鄙陋，作一些补充。

人的形体顶天立地，挺直高大，不偏不倚，就像树木一样。人体与天的本远，以及与人品德中的无常之首"仁"是相应的。正因为天赐予人以仁慈之心，所以人的身体挺直，即使是麒麟、凤凰、龟龙等珍奇的动物也得不到这种禀性。孔子说："人一生下来身体就是正直的，为人也应正直。不正直的人能生下来，只是侥幸而已。"蘧筱戚施这些身体不能伸直者，都是与身体正直相对而言的。程颐也说：人的本性是正直的。仔细体味这个"本"字的意思，是因为天赋予人以正直的本性，所以人的形体端直，人的一生自应当崇尚公允正直。人身的表面，没有鳞甲、羽毛，所以人又称倮虫。因土地是裸露的，所以土与信相通，也就是土地把信付予人。人从上天接受"仁"，又从大地接受"信"，具备了"仁信"，就能顺应五常的道德，来支配每个人的精、神、魂、魄、心、意、志、思、智、虑，从而能行孝、悌、忠、信，以不辜负天地所赋予的厚恩，当然与麒麟、凤凰、龟龙等动物就不同了。因而孟子说："天地万物所具备的一切，人类都具备了。"又指出："只有修养高尚的圣人，行动举止才能符合道德的标准。"

《孝经》中说："天地之间，只有人才是最宝贵的。"所以一个人怎么可以不了解人的形体呢？作为一个医生又怎么可以不了解人的形体情况而盲目地给人治病呢？

卷五·解产难

解产难题词

天地化生万物，人为至贵，四海之大，林林总总，孰非母产。然则母之产子也，得天地、四时、日月、水火自然之气化，而亦有难云乎哉？曰：人为之也。产后偶有疾病，不能不有赖于医。无如医者不识病，亦不识药；而又相沿故习，伪立病名。

【解读】 在天地万物之中，人是最为贵重的。在博大的自然界里有很多生物，没有谁不是母亲所生的。母亲生子，是在天地、四时气候、日月、水火等因素的影响下自然而然的结果，又有什么困难呢？其实这些困难都是由人造成的。妇女产后患了疾病，不能不依赖医生治疗。无奈某些医生既不能辨别病源，也不能通晓药方，并且还沿用流传的坏习气，错误地设立病名。

或有成法可守者而不守，或无成法可守者，而妄生议论；或固执古人一偏之论，而不知所变通；种种遗患，不可以更

仆数。夫以不识之药，处于不识之病，有不死之理乎？其死
也，病家不知其所以然，死者更不知其所以然，而医者亦复
不知其所以然，鸣呼冤哉！瑭目击神伤，作解产难。

【解读】　在治疗时，有相应的现成治法而不用；对
于无相应现成治法的，又乱发议论；或者拘泥于前人一家
之言而不知变通运用。这些遗留下来的坏影响数不胜数。
医生用自己也弄不清楚的药物来治疗陌生的疾病，患者岂
有不死的道理？这种死亡，患者家属不知道死亡的原因，
死者更不知道自己为什么而死，就连医生也不知道患者死
亡的原因，真是太冤枉了。我看到这些情况之后，心里就
感到很悲伤，于是就写了这篇《解产难》。

产后总论

产后治法，前人颇多，非如温病混入伤寒论中，毫无
尺度者也。奈前人亦不无间有偏见，且散见于诸书之中，
今人读书不能搜求拣择，以致因陋就简，相习成风。

【解读】　治疗妇女产后疾病的方法，前人有很多论
述，不做温病混杂在《伤寒论》之中那样没有标准可言。
但是前人的论述多散见于各种书籍中。况且其中难免有偏
见的地方。现在的人读书时，既不加以选择又不深入钻
研，只是因陋就简地草率从事，并沿袭成为一种风气。

兹特指出路头，学人随其所指而进步焉，当不岐于路
矣。本论不及备录，古法之阙略者补之，偏胜者论之，流
俗之坏乱者正之，治验之可者表之。

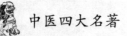

【解读】 为此，我特意为学习者指明道路，使他们能不断地学习进步，以免误入歧途。当然，本书也不能把所有问题都谈到，只能对前人论述的简略或缺少的部分加以补充，对偏见之处加以评论，对流于习俗的错误加以改正，对可以效法的治疗经验加以表述。

产后三大证论一

产后惊风之说，由来已久，方中行先生驳之最详，兹不复议。《金匮》谓新产妇人有三病：一者病痉，二者病郁冒，三者大便难。新产血虚，多汗出，喜中风，故令人病痉；亡血复汗，故令郁冒，亡津液胃燥，故大便难。

【解读】 关于产后惊风的说法已经很久了，有不少不同的观点，其中方中行先生辩驳得最详细，这里不再重复了。《金匮要略》中说妇女产后不久常见有3种疾病：一是痉病，二是郁冒，三是大便难。刚分娩的妇女血虚体弱，加上汗出较多，卫表虚弱，很容易遭受外界风邪，产生筋脉痉挛的痉病。分娩时失血过多，再加上出汗，致阴血不足而不能供养于上，因而出现头目昏眩的郁冒证；由于津液耗伤过多，肠道失却濡润，导致大便干硬难解。

产妇郁冒，其脉微弱，呕不能食，大便反坚，但头汗出，所以然者，血虚而厥，厥而必冒，冒家欲解，必大汗出，以血虚下厥，孤阳上出，故头汗出。所以产妇喜汗出者，亡阴血虚，阳气独盛，故当汗出，阴阳乃复。大便坚，呕不能食，小柴胡汤主之。

【解读】　产妇患郁冒证，脉搏虚弱无力，呕吐不能饮食，大便却坚硬，头面部有汗液。产生这些症状的原因是由于产后阴血不足，阳气偏胜于上，阳气偏胜于下就会发生郁冒。当郁冒快要解除的时候，必然会出大汗，这是因为患者阴血虚于下，致使阳气无所依附而行于上，所以头部出汗。可见，产妇容易出汗是阴血不足，阳气独盛于上的缘故，出汗可使过盛之阳外泄，阴阳之气才能趋于调和。如大便坚硬，呕吐且不能正常饮食，可用小柴胡汤治疗。

病解能食，七、八日复发热者，此为胃实，大承气汤主之。按此论乃产后大势之全体也，而方则为汗出中风一偏之证而设。故沈目南谓仲景本意，发明产后气血虽虚，然有实证，即当治实，不可顾虑其虚，反致病剧也。

【解读】　服药病症状好转，饮食就会增加。但过了七八天后再度发热，这是形成胃实的腑实证，宜用大承气汤治疗。《金匮要略》所论述的仅是产后主要的病症，而所举的两个方剂，也只是针对产后汗出中风这种病证而设立。因此沈目南说张仲景这一条文的原意，是指出产后患者气血固然不足，似是有实证。如果见到实证，就应该按实证治疗，切不可顾虑产后气血虚弱，不敢攻逐实邪，反而会使疾病加重。

产后三大证论二

按产后亦有不因中风，而本脏自病郁冒、痉厥、大便难三大证者。盖血虚则厥，阳孤则冒，液短则大便难。

　　【解读】　产妇在产后也有不是感受风邪，而是因内脏病变而出现郁冒、痉厥、大便难这三大病证的。这是指由血虚，筋脉失却濡养，虚风内动而痉厥；明血耗竭于下，阳气亢盛于上，而头目昏眩；阴液枯少、大肠失却濡润而大便难。

　　冒者汗者，脉多洪大而芤；痉者厥者，脉则弦数，叶氏谓之肝风内动，余每用三甲复脉，大小定风珠及专翕大生膏而愈（方法注论悉载下焦篇），浅深次第，临时斟酌。

　　【解读】　郁冒和出汗多的患者，因阴虚阳盛而脉象多洪大而芤；痉厥的患者，脉象多弦数，叶天士称这种病证为肝风内动。我遇到这类病证，采用三甲复脉汤、大定风珠、小定风珠以及专翕大生膏往往收到良好疗效（有关方法、注解和论述均载于下焦篇）。对于上述方剂可根据病情浅深和阴液亏耗程度而酌情选择运用。

产后三大证论三

　　《心典》云："血虚汗出，筋脉失养，风入而益其劲，此筋病也；亡阴血虚，阳气遂厥，而寒复郁之，则头眩而目瞀，此神病也；胃藏津液而灌溉诸阳，亡津液胃燥，则大肠失其润而大便难，此液病也。

　　【解读】　《金匮心典》中记载：血虚并且出汗较多，筋脉失却濡养，当感受风邪以后，筋脉会更加拘急挛缩，这是筋脉的疾病；阴血不足，阳气偏胜，如果复加寒邪外郁，就会头目昏眩而看不清东西，这是神志的疾病；胃主藏津液以灌溉各条阳经，如津液耗伤而胃中津液不足，大肠失于滋润致大便难解，这属于津液的疾病。

三者不同，其为亡血伤津则一，故皆为产后所有之病"。即此推之，凡产后血虚诸证，可心领而神会矣。按以上三大证，皆可用三甲复脉、大小定风珠、专翕膏主之。盖此六方，皆能润筋，皆能守神，皆能增液故也，但有浅深次第之不同耳。

【解读】　这3种疾病虽然症状不同，但都是由于血液受损津液耗伤所致，因此皆属于产后常见的疾病。由此推断，凡是产后血虚的各种病证，都可以有所领悟。上述三大病证，均可用三甲复脉肠、大小定风珠、专翕大生膏等方剂进行治疗。因为这6个方剂都有濡润筋脉、养心安神、滋养津液的作用，只是作用的深浅层次有所不同而已。

产后无他病，但大便难者，可与增液汤（方注并见中焦篇温热门）。以上七方，产后血虚液短，虽微有外感，或外感已去大半，邪少虚多者，便可选用，不必俟外感尽净而后用之也。

【解读】　若产后没有其他病证，只有大便困难，可用增液汤治疗（处方及注释都见于中焦篇温热门）。以上所举的7首方剂，凡是产后血虚液亏的病证，虽然有轻微的外感见症，或者外感病邪已清除大半，表现为邪少虚多者，就可选用，不必等外感之邪完全清除完毕才选用。

再产后误用风药，误用辛温刚燥，致令津液受伤者，并可以前七方斟酌救之。余制此七方，实从《金匮》原文体会而来，用之无不应手而效，故敢以告来者。

【解读】　另外，若产后误用祛风药物，或者误用辛温香燥的药物，使津液损伤的，都可以根据病情而选用以上7方。我制定的这7首药方，实际上是是从剖析《金匮要略》一书中的原文得来的，运用到临床都有很好的效果，因此介绍给学习者。

产后瘀血论

张石顽云："产后元气亏损，恶露乘虚上攻，眼花头眩，或心下满闷，神昏口噤，或痰涎壅盛者，急用热童便主之。或血下多而晕，或神昏烦乱，芎归汤加人参、泽兰、童便，兼补而散之（此条极须斟酌，血下多而晕，血虚可知，岂有再用芎、归、泽兰辛窜走血中气分之品，以益其虚哉！其方全赖人参固之，然人参在今日，值重难办，方既不善，人参又不易得，莫若用三甲复脉、大小定风珠之为愈也，明者悟之）。

【解读】　张石顽说：妇女产后元气亏损，恶露乘虚上攻，会出现眼花、头晕等症状，或者心下满闷，神志不清，牙关紧闭，或者痰涎壅盛喉中有痰声的，应马上用热童便冲服。如果是出血过多而头晕，或者神志昏糊，心中烦乱，可用芎归汤加人参、泽兰、童便，取补散结合的方法（本条必须慎重考虑，出血过多而头晕，可知是血虚，怎么能再用川芎、当归、泽兰等辛香走窜耗伤血中之气的药物使其更虚呢？该方全依赖人参一味药补正固虚，然而今天的人参价格昂贵并且很难买到。我认为既然立方不妥善，人参又不容易得到，不如用三甲复脉汤、大小定风珠等为好，精明的人一定会领悟这个道理）。

又败血上冲有三：或歌舞谈笑，或怒骂坐卧，甚则逾墙上屋，此败血冲心多死，用花蕊石散，或琥珀黑龙丹，如虽闷乱，不至癫狂者，失笑散加郁金；若饱闷呕恶腹满胀痛者，此败血冲胃，五积散或平胃加姜、桂、不应，送来复丹，呕逆复胀，血化为水者，《金匮》下瘀血汤；若面赤呕逆欲死，或喘急者，此败血冲肺，人参、苏木，甚则加芒硝汤荡涤之。大抵冲心者，十难救一，冲胃者五死五生，冲肺者十全一、二。又产后口鼻起黑色而鼻衄者，是胃气虚败而血滞也，急用人参苏木，稍迟不救"。

【解读】 另外败血上冲引起的病证有3种：一为患者或歌或舞，妄作言笑，或喜怒无常，少卧不定，甚至跳越墙垣，登房上屋，此为败血冲心，多难救治，可用花蕊石散或琥珀黑龙丹治疗。如果虽有闷乱烦躁，但还没有达到癫狂的地步，可用失笑散加郁金治疗。二为患者胸脘饱闷、恶心呕吐、腹部胀满疼痛，此为败血冲胃，可以用五积散或平胃散加干姜、肉桂治疗，若不能取效，可再送服来复丹。如果呕吐气逆、腹部胀满，此为血化为水，可用《金匮要略》中的下瘀血汤进行治疗。三为患者面部红赤、呕吐气逆难以忍耐，或喘促气急，此为败血冲肺，可以用人参、苏木进行治疗；病症严重的，还可加芒硝以通下荡涤。一般败血冲心的患者，10例中难得治好1例；败血冲胃的患者，10例中可以治好5例；败血冲肺的患者，10例中只能够治好一二例。此外还有产后患者口鼻部出现黑色，并且鼻中出血的，这是胃气虚败又有血液淤滞所致，应立即用人参、苏木治疗，若稍有延迟就有可能失去治疗机会。

愚按产后原有瘀血上冲等证，张氏论之详矣。产后瘀血实证，必有腹痛拒按情形，如果痛处拒按，轻者用生化汤，重者用回生丹最妙。盖回生丹以醋煮大黄，约入病所而不伤他脏，内多飞走有情食血之虫，又有人参护正，何瘀不破，何正能伤。近见产妇腹痛，医者并不问拒按喜按，一概以生化汤从事，甚至病家亦不延医，每至产后，必服生化汤十数帖，成阴虚劳病，可胜悼哉！

【解读】　我认为产后本来就有淤血上冲等证，张氏对此作了详细的论述。产后淤血的实证，一定有腹部疼痛拒按的表现，如果患者疼痛部位拒按，病情轻的用生化汤治疗，病情严重的用回生丹最好。因为回生丹中所用的大黄经过醋煮处理，可以直入病变所在部位而损伤其他脏腑，方中还用了许多能够飞行且具有吸血功能的虫类药物，同时还有人参扶助正气，这样还有什么淤血不能攻逐，正气又何至于被损伤？近来常见妇女产后腹痛，医生并不问其疼痛是拒按还是喜按，全部用生化汤进行治疗，甚至有的家属在妇女生产之后，不请医生诊治，一定要服生化汤十余剂，导致阴虚劳损之病，实在是令人惋惜。

余见古本《达生篇》中，生化汤方下注云：专治产后瘀血腹痛、儿枕痛，能化瘀生新也。方与病对，确有所据。近日刻本，直云："治产后诸病"，甚至有注"产下即服者"，不通已极，可恶可恨。

【解读】　我看到旧刻本《达生篇》中生化汤方下注解记载：本人专用于治疗产后淤血腹痛、儿枕痛，具有化淤生新的作用。该方与治疗的病证相符，确有根据。而最近的刻本中却直接说生化汤能治疗产后各种病证，甚至有的注解为分娩后立即服用，极其不通道理，真是令人生恶生恨。

再《达生篇》一书，大要教人静镇，待造化之自然，妙不可言，而所用方药，则未可尽信，如达生汤下，"怀孕九月后服，多服尤妙"，所谓天下本无事，庸人自忧之矣。岂有不问孕妇之身体脉象，一概投药之理乎？

【解读】　其实《达生篇》主要是教人在生产时保持镇静，顺其自然，这种说法是很合乎常理的，但是书中所用的方剂药物未必尽善尽美，不可全信。如在生化汤下注释中说：怀孕9个月以后开始服用，越多服用越好。这岂不是本来无事，庸俗之人却自寻烦恼吗？哪有不问孕妇的身体和脉象怎么样，就一律投服生化汤的道理呢？

假如沉涩之脉，服达生汤则可，若流利洪滑之脉，血中之气本旺，血分温暖，何可再用辛走气乎？必致产后下血过多而成痉厥矣。如此等不通之语，辨之不胜其辨，可为长太息也！

【解读】　假如孕妇脉象沉涩，确实有淤血的，可以考虑服用生化汤；如果孕妇脉象流利洪滑，血气旺盛，血液温暖流畅，为什么还要用辛香走窜的药物呢？如误用了，势必会造成产后出血过多，导致痉厥等病证。像这样使用方药不恰当的地方数不胜数、辨不胜辨，真令人叹息啊。

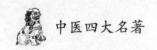

产后宜补宜泻论

朱丹溪云："产后当大补气血，即有杂病，从末治之；一切病多是血虚，皆不可发表。"张景岳云："产后既有表邪，不得不解；既有火邪，不得不清，既有内伤停滞，不得不开通消导；不可偏执。

【解读】　朱丹溪说："妇人产后应当大补气血，即使兼有其他杂病，也要在后一步治疗，因为产后的一切疾病都是由血虚引起，所以不可用发表一类药物。"张景岳说："产后既然感受了表邪，就不得不解表；既然有火热之邪，就不得不清解；既然有内伤停留积滞，就不得不化滞导积。所以不可有偏执之见。

如产后外感风寒，头痛身热，便实中满，脉紧数洪大有力，此表邪实病也。又火盛者，必热渴躁烦，或便结腹胀，口鼻舌焦黑，酷喜冷冻饮料，眼眵尿痛，溺赤，脉洪滑，此内热实病也。又或因产过食，致停蓄不散，此内伤实病也。

【解读】　如果产后外感风寒之邪，头痛、身热，大便闭结而腹部胀满，脉象紧数洪大而有力，这属表邪所致的实证。又如火热炽盛者，必然可见到发热口渴，烦躁不安，或大便闭结，腹部胀满，口鼻舌呈现焦黑色，口渴颇喜冷饮，眼角生眵，小便的时候会疼痛颜色黄赤，脉象洪滑，这属内热所致的实证。

又或郁怒动肝，胸胁胀痛，大便不利，脉弦滑，此气逆实病也。又或恶露未尽，瘀血上冲，心腹胀满，疼痛拒按，大便难，小便利，此血逆实证也。遇此等实证，若用大补，是养虎为患，误矣。"

【解读】 又如产后进食过多，以致食滞停积不消，这属内伤饮食所引起的实证。还有因郁怒伤肝，导致胸胁胀痛，大便不爽，脉象弦滑，这属于气逆所致的实证。又有因产后恶露没有干净，淤血上冲，出现心腹部胀满，疼痛拒按，大便秘结难解，小便通利，这属于血逆所致的实证。遇到这类实证，如用大补的方法，犹如养虎为患，是十分错误的。"

愚按二子之说，各有见地，不可偏废，亦不可偏听。如丹溪谓产后不可发表，仲景先师原有亡血禁汗之条，盖汗之则痉也。产后气血诚虚，不可不补，然杂证一概置之不问，则亦不可，张氏驳之，诚是。但治产后之实证，自有妙法，妙法为何？手挥目送是也。手下所治系实证，目中心中意中注定是产后。

【解读】 我认为朱、张两位先生的说法，各有各的见解，不可片面地否定哪一家，也不可只听信某一家。例如朱丹溪认为产后不可用发表的药物，这在张仲景《伤寒论》中就有亡血不可发汗的禁忌，因为发汗会导致痉病的发生。虽然产后确实气血亏虚，不可不用补的方法，但是把杂证通通放置于一边而不顾，也是不对的，所以张景岳的辩驳是有道理可循的。但治疗产后实证自有好方法，那是什么呢？这就是手挥五弦，目送飞鸿之妙的辨证论治的方法。诊察患者的时候，既要辨识它的性质属实证，又要时时注意到患者是产后体虚。

识证真，对病确，一击而罢；治上不犯中，治中不犯下，目中清楚，指下清楚，笔下再清楚，治产后之能事毕矣。如外感自上焦而来，固云治上不犯中，然药反不可过轻，须用多备少服法，中病即已，外感已即复其虚，所谓无粮之兵，贵在速战；

【解读】 只要辨识的病准确，辨证真切，一旦病势减退即停止用药。治疗上焦病变时不要侵犯中焦，治疗中焦病变时不要侵犯下焦。辨证清楚，切脉准确，处方用药慎重，就是掌握了产后疾病的治疗方法。假如外感病邪在上焦，虽说治上焦病变不要侵犯中焦，然而用药不能太轻，可采用多备少服的方法，病邪一退就可停止服用，外邪已退就改用补法治其虚，这好比是粮草不足的军队，主要是要速战速决。

若畏产后虚怯，用药过轻，延至三、四日后，反不能胜药矣。余治产后温暑，每用此法。如腹痛拒按则化瘀，喜按即补络，快如转丸，总要医者平日用功参悟古书，临证不可有丝毫成见而已。

【解读】 如果顾虑患者产后的虚弱，用药过轻，拖延三四天后，病情加重，正气越虚，反而不能承受药物的治疗。我治疗产后温病和暑病时，常常采用这种方法。如果见到腹痛拒按确有淤血的，就用化淤法；若是疼痛喜按的就用补虚和络法，很快就能取得很不错的效果。总之，医生平时要刻苦钻研古人著作中的精髓，临证之时，又不可抱有丝毫的个人成见。

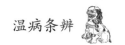

产后六气为病论

产后六气为病，除伤寒遵仲景师外（孕妇伤寒，后人有六合汤法），当于前三焦篇中求之。斟酌轻重，或速去其邪，所谓无粮之师，贵在速战者是也。或兼护其虚，一面扶正，一面驱邪。大抵初起以速清为要，重证亦必用攻。

【解读】　妇女产后感受六气所生的病，除了伤寒要遵循张仲景在《伤寒论》中论述的方法外（对于孕妇伤寒，后人有用六合汤治疗的方法），应当按照本书前面三焦篇中所提到的原则和方法进行治疗。针对患者具体情况细心斟酌：有的可快速去其邪，这就是所谓"无粮之师，贵在神速"的道理；有的应兼顾到虚的方面，即一方面要扶助正气，同时另一方面也要驱除病邪。一般说来，疾病刚开始的时候，应该用快速清除病邪为要点，对严重的病证还必须用攻的方法。

余治黄氏温热，妊娠七月，胎已欲动，大实大热，目突舌烂，乃前医过于瞻顾所致，用大承气一服，热退胎安，今所生子二十一岁矣。如果六气与痉瘛之因，皦然心目，俗传产后惊风之说可息矣。

【解读】　我曾治一姓黄的病妇，患温热病又怀孕7个月，已经出现胎动不安的征象，证属大实大热，由于前面的医生过于瞻前顾后，不敢攻邪，致两眼突出，口舌糜烂。我投用一剂大承气汤煎服之后，热退胎安，所生的儿于今年已经 21 岁了。如果医生能够把六气为病和痉瘛的发生原因了解得很明白，世俗所流传的有关产后惊风的一些说法就可以得到平息了。

产后不可用白芍辨

朱丹溪谓产后不可用白芍，恐伐生生之气，则大谬不然，但视其为虚寒虚热耳。若系虚寒，虽非产后，亦不可用；如仲景有桂枝汤去芍药法，小青龙去芍药法。若系虚热，必宜用之收阴。

【解读】 朱丹溪说妇女产后不可以用白芍，担心它会克伐人体的生生不息之气，这种说法是很错误的。能不能用白芍，要看患者的证候是属于虚寒还是虚热。如是虚寒证候，即使不是产后，也不宜使用，如张仲景就有桂枝汤去白芍、小青龙汤去白芍的用法。如果是虚热的证候，就要用白芍来收敛阴气。

后世不善读书者，古人良法不知守，此等偏谬处，偏牢记在心，误尽大事，可发一叹。按白芍花开春末夏初，禀厥阴风木之全体，得少阴君火之气化，炎上作苦，故气味苦平（《本经》芍药并无酸字，但云苦平无毒，酸字后世妄加者也）。

【解读】 后世有不善于读书的人，对古人好的方法不知道继承，而对于那些谬误之处反而牢记在心，真是误尽大事，令人叹息。白芍在春末夏初开花，禀受了厥阴风木之气，又得到少阴君火之气的化生，随火性上炎而化作

苦味，所以白芍的性味苦平（《神农本草经》中芍药性味
并无酸字，只是讲苦平无毒，酸字是后人妄自加上去的）。

主治邪气腹痛，除血痹，破坚积，寒热疝瘕，止痛，
利小便，益气，岂伐生生之气者乎？使伐生气，仲景小建
中汤，补诸虚不足而以之为君乎？张隐庵《本草崇原》中
论之最详。

【解读】 主治邪气所致的腹痛，能除血痹，破坚积，
疗寒热，治疝瘕，能止痛，利小便，益气，哪里会攻伐生
生之气呢？张仲景的小建中汤治疗多种虚损证候的时候，
还能把芍药作君药吗？对此，张隐庵《本草崇原》中论述
得最为详细，可以参考。

产后误用归芎亦能致螈论

当归、川芎，为产后要药，然惟血寒而滞者为宜，若
血虚而热者断不可用。盖当归秋分始开花，得燥金辛烈之
气，香窜异常，甚于麻、辛，不过麻、辛无汁而味薄，当
归多汁而味浓耳。

【解读】 当归、川芎是产后常用药，然而只适用于
血寒而有淤滞的病证，如是血虚有热的病证，则断然不可
用。因为当归在七八月时开花，具有燥金辛烈之气，其香
窜之性特别强烈，甚至超过麻黄和细辛，只不过麻黄和细
辛无汁而味薄，当归多汁而味厚罢了。

用之得当，功力最速，用之不当，为害亦不浅。如亡
血液亏，孤阳上冒等证，而欲望其补血，不亦愚哉！盖当

归止能运血，哀多益寡，急走善窜，不能静守，误服致瘕，瘕甚则脱。

【解读】 要是用当归得当，则很快就有良好的效果，如使用不当，也有较大的危害。例如对于失血过多，阴液不足，孤阳上冒等病证，欲期望用当归补血，这种想法不是很愚蠢吗？要知道当归只能运行血液，减少多余而补益不足，其性能善于走窜而不能静守，阴虚液亏的患者误用了当归，就会发生瘕疬，而瘕疬过甚，就会导致脱证。

川芎有车轮纹，其性更急于当归，盖物性之偏长于通者，必不长于守也。世人不改用白芍，而恣用当归、川芎，何其颠倒哉！

【解读】 川芎上有车轮样的条纹，其香窜之性比当归更甚，凡是物性擅长宣通走窜的，就必然不擅长于静守。世间之人在治疗产后病时不敢用白芍，反而乱用当归、川芎，这是多么颠倒黑白的事啊。

产后当究奇经论

产后虚在八脉，孙真人创论于前，叶天士畅明于后，妇科所当首识者也。盖八脉丽于肝肾，如树木之有本也；阴阳交媾，胎前产后，生生化化，全赖乎此。古语云：医道通乎仙道者，此其大门也。

【解读】 妇女产后虚在奇经八脉，这个观点最早由孙思邈指出，后来叶天士进一步阐发其义，从事妇科的人应首先认识到这一点。因为八脉都依附于肝肾，就像树木

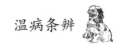

有根一样。凡阴阳交媾，胎前产后，生长发育等，都依赖奇经八脉。古语说：医道与仙道相通，奇经八脉就是相通的大门。

下死胎不可拘执论

死胎不下，不可拘执成方而悉用通法，当求其不下之故，参之临时所现之证若何，补偏救弊，而胎自下也。余治一妇，死胎不下二日矣，诊其脉则洪大而芤，问其证则大汗不止，精神恍惚欲脱。

【解读】 胎儿处在腹中而不下，不可拘泥于一方一法而都用通下的治法，应探求导致胎死不下的原因，结合临床表现的证候，补其不足而泻其有余，死胎自然就会下来。我曾经医治过一位妇女，胎死腹中不下已经两天。诊其脉象洪大而中空，症状表现为大汗不止，精神恍惚，时有欲脱的状态。

余曰：此心气太虚，不能固胎，不问胎死与否，先固心气，用救逆汤加人参，煮三杯，服一杯而汗敛，服二杯而神清气宁，三杯未服而死胎下矣。下后补肝肾之阴，以配心阳之用而愈。若执成方而用平胃、朴硝，有生理乎？

【解读】 我认为这是心气太虚不能固胎，此时不论胎儿是否已死，首先应固其心气，用救逆汤加人参。煮3杯药，口服1杯之后，大汗就停止，然后再服第2杯，神志清爽，气息安宁，第3杯还未服，死胎就下来了。死胎下后，再用补益肝肾之阴以配心阳的方法而治愈。假如当时拘泥俗套，用平胃散、芒硝治疗，这会有不死的道理吗？

催生不可拘执论

催生亦不可拘执一辙，阳虚者补阳，阴损者翕阴，血滞者通血。余治一妇素日脉迟，而有瘕寒积厥痛，余用通补八脉大剂丸料，服半载而成胎，产时五日不下，是夕方延余诊视。

【解读】 催生时也不可拘泥于一种方法，如属阳虚就应补阳，属阴虚就应敛阴，属血淤就应通淤。我医治过一位妇女，平素脉象迟，并且腹中有瘕积，因为有寒气淤积，所以经常腹部疼痛而手足厥冷。我用通补八脉丸令其常服，半年后就怀孕了。生产时经过5天胎儿仍然没有产出，傍晚的时候才请我去诊治。

余视其面青，诊其脉再至，用安边桂五钱，加入温经补气之品，作三杯，服二杯而生矣，亦未曾服第三杯也。次日诊其脉涩，腹痛甚拒按，仍令其服第三杯，又减其制，用一帖，下块长七、八寸，宽二三寸，其人腹中块本有二枚，兹下其一，不敢再通矣。仍用温通八脉由渐而愈。其他治验甚多，略举一、二，以见门径耳。

【解读】 我见其面色发青，脉象一息只有二至，于是用安边桂15克，再加入温经补气的药物，煎煮成3杯，服下2杯后胎儿就产下来了，第3杯也就没有服用。到第2天复诊的时候，诊其脉象涩而不利，腹痛仍然拒按，于是让其服第 3 杯，接着又将原方减轻用量，再服一帖。服后排出淤血块长七八寸，宽二三寸。该患者腹中原有淤血块 2 枚，现在已经下了其中的 1 枚，因考虑到患者产后体虚，便没有再用通利攻逐的方法，而是仍用温通八脉丸治疗，慢慢就好了。其他治疗的经验还有很多，这里只列举了一例典型案例，以提示一些治疗途径。

产后当补心气论

产后心虚一证，最为吃紧。盖小儿禀父之肾气、母之心气而成，胞宫之脉，上系心包，产后心气十有九虚，故产后补心气亦大扼要。

【解读】　产后心虚病证，病情较为严重，最应重视。由于胎儿是禀受父亲的肾气和母亲的心气而形成的，并且胞宫的脉络上与心包相连，因此产后心气虚的，10 人中就有 9 人，所以产后补心气的方法非常重要。

再水火各自为用，互相为体，产后肾液虚，则心体亦虚，补肾阴以配心阳，取坎填离法也。

【解读】　还有水与火之间各自为用，相互为体，如产后肾阴不足，心体也就会虚，通过补益肾阴以使其与心阳相协调，这就是取坎填离的方法。

余每于产后惊悸脉芤者，用加味大定风珠，获效多矣（方见温热下焦篇，即大定风珠，加人参、龙骨、浮小麦、茯神者）。产后一切外感。当于本论三焦篇中求之，再细参叶案则备矣。

【解读】 我在治疗产后惊悸、脉象大而中空的患者的时候，用加味大定风珠（方见本书下焦篇，即大定风珠加人参、龙骨、浮小麦、茯神），多能取得良好疗效。对于产后一切外感疾病，应该参照本书三焦篇中的治法，再结合叶天士医案中的有关内容，这样就完整了。

产后虚寒虚热分别论治论

产后虚热，前则有三甲复脉三方，大小定风珠二方，专翁膏一方，增液汤一方。三甲、增液，原为温病善后而设；定风珠、专翁膏，则为产后虚损，无力服人参而设者也。古人谓产后不怕虚寒，单怕虚热。

【解读】 对于产后虚热的治疗，前面已立有一、二、三甲复脉3方，大小定风珠2方，专翁膏1方，增液汤1方。其中三甲复脉汤、增液汤原是为温病善后调理所制定的。大小定风珠和专翁膏则是为产后虚损又无力购服人参的患者所制定的。古人认为产后不怕虚寒，只怕虚热。

盖温经之药，多能补虚，而补虚之品，难以清热也。故本论详立补阴七法，所以补丹溪之未备。又立通补奇经丸，为下焦虚寒而设。又立天根月窟膏，为产后及劳伤下焦阴阳两伤而设也，乃从阳补阴，从阴补阳互法，所谓天根月窟间来往，三十六宫都是春也。

【解读】 因为温经药物多有补虚的作用，而补虚的药物却难以有清热的功效。所以本书详细地设立7个补阴的方法，以补充朱丹溪未完备的地方。另外还设立通补奇经丸 1 方，专治下焦虚寒的病证。还制定天根月窟膏 1 方，治疗产后及劳伤下焦而阴阳两虚的病证。该膏既从阳补阴，又从阴补阳，采用了阴阳互补的方法。方名取天根月窟膏，意指阴阳之气在天根月窟间往复不断，生机盎然，36 宫都像春天一样。

保胎论一

每殒胎五、六月者，责之中焦不能荫胎，宜平日常服小建中汤。下焦不足者，天根月窟膏，蒸动命门真火，上蒸脾阳，下固八脉，真精充足，自能固胎矣。

【解读】 孕妇每在怀孕五六月时发生堕胎的，大多是中焦脾胃功能不足，不能充养脑胎的缘故，宜平时常服小建中汤；如果是下焦肝肾不足的，可用天根月窟膏来蒸动命门的真火，使之上可升发脾之阳气，下可锢摄奇经八脉。孕妇的真精充足，自然胎得固而不易陨坠。

保胎论二

每殒胎必三月者，肝虚而热，古人主以桑寄生汤。夫寄生临时保胎，多有鞭长莫及之患，且方中重用人参合天冬，岂尽人而能用者哉！

【解读】 到孕妇怀孕 3 个月的时候，必定堕胎的，大多是由于肝虚而有热所致，古人常用桑寄生汤作为治疗的主方。但是此方只有暂时的保胎作用，治疗中有鞭长莫及的感觉，况且方中重用人参合天冬，不是任何人都能够使用的。

莫若平时长服二十四味专翁膏（方见下焦篇秋燥门），轻者一料，即能大生，重者两料（滑过三、四次者），永不堕胎。每一料得干丸药二十斤，每日早中晚服三次，每次三钱，约服一年。必须戒房事。毋令速速成胎方妙。盖肝热者成胎甚易，虚者又不能保，速成速堕，速堕速成，尝见一年内二、三次堕者，不死不休，仍未曾育一子也。

【解读】 不如平时长期服用24味专翁膏（方见下焦篇秋燥门），轻的只需要用1料就可以奏效，重的（指滑胎已有三四次的）需服2料，便可以永不堕胎了。每一料专翁膏可制成干丸药10千克，每天早、中、晚各服1次，每次用10克，大约可服用1年。服药期间必须戒绝房事，不要妄图急速成孕，这样才能取得好的效果。因为肝热的人容易受孕，但由于肝虚血不养胎，胎又不能保，所以成胎容易堕胎也容易，堕胎快而成胎也快。曾经见过一位妇女，1年之内堕胎二三次，而始终不能生育一子。

专翁纯静，翁摄阳动之太过（肝虚热易成易堕，岂非动之太过乎），药用有情者半，以补下焦精血之损；以洋参数斤代人参，九制以去其苦寒之性，炼九日以合其纯一之体，约费不过三、四钱人参之价可办矣。

【解读】 专翁膏药性纯净，能收敛过动的阳气（肝虚有热，成胎容易而堕胎也容易，这难道不是阳气过动吗?），方中所用的药物，有一半是血肉食情之品，用来补益下焦精血的不足。用洋参数千克代替人参，经过9次炼制以去掉其苦寒之性，再炼制9天使药味纯净。这样只需要用10—12克人参的价钱，就可以将该膏置办好。

愚制二十一味专翕膏，原为产后亡血过多，虚不肯复，痉厥心悸等证而设，后加鹿茸、桑寄生、天冬三味，保三月殒胎三、四次者，获效多矣，故敢以告来者。

【解读】 我制定的21味专翕膏，原来是为治疗产后失血过多，虚弱难以恢复，以及痉厥心悸等病证的，后来加上鹿茸、桑寄生、大冬3味，给每到怀孕3个月就堕胎并已发生了三四次的孕妇保胎用，多能获得效果，因为疗效可靠，所以敢于向学习者介绍。

通补奇经丸方（甘咸微辛法）

鹿茸（八两，力不能者以嫩毛角代之）紫石英（生研极细，二两）龟板（炙，四两）枸杞子（四两）当归（炒黑，四两）肉苁蓉（六两）小茴香（炒黑，四两）鹿角胶（六两）沙苑蒺藜（二两）补骨脂（四两）人参（力绵者以九制洋参代之，人参用二两，洋参用四两）杜仲（二两）

【解读】 通补奇经丸方（甘咸微辛法）

鹿茸240克（可用嫩毛角代替）紫石英（研极细粉末）60克炙龟甲120克枸杞子120克当归（炒黑）120克肉苁蓉180克小茴香（炒黑）120克鹿角胶180克沙苑子60克补骨脂120克人参60克（可用九制洋参120克代替）杜仲60克

上为极细末，炼蜜为丸，小梧子大，每服二钱渐加至三钱。大便溏者加莲子、芡实、牡蛎各四两，以蒺藜、洋参熬膏法丸。淋带者加桑螵蛸、菟丝子各四两。瘕久聚少腹痛者，去补骨、蒺藜、杜仲，加肉桂、丁香各二两。

【解读】　将上述药物研成极细粉末，用炼蜜制成丸药，大小如梧桐树的种子，每次服6克，逐渐加到9克。大便溏薄的患者，可加入莲子、芡实、牡蛎各120克，用蒺藜、洋参熬膏为丸，淋下、白带的患者加入桑螵蛸、菟丝子各120克。有癥瘕积聚，少腹疼痛的患者，去掉补骨脂、蒺藜、杜仲，加肉桂、丁香各60克。

天根月窟膏方（酸苦咸微辛法，阴阳两补、通守兼施复法也）

鹿茸（一斤）乌骨鸡（一对）鲍鱼（二斤）鹿角胶（一斤）鸡子黄（十六枚）海参（二斤）龟板（二斤）羊腰子（十六枚）桑螵蛸（一斤）乌贼骨（一斤）茯苓（二斤）牡蛎（二斤）洋参（三斤）菟丝子（一斤）龙骨（二斤）莲子（三斤）桂元肉（一斤）熟地（四斤）沙苑蒺藜（二斤）白芍（二斤）芡实（二斤）归身（一斤）小茴香（一斤）补骨脂（二斤）枸杞子（二斤）肉苁蓉（二斤）萸肉（一斤）紫石英（一斤）生杜仲（一斤）牛膝（一斤）草薢（一斤）白蜜（三斤）

【解读】　天根月窟膏方（酸甘咸微辛法，属阴阳两补，通守兼备的方法）鹿茸500克乌骨鸡2只鲍鱼1000克鹿角胶500克鸡子黄16个海参1000克龟甲1000克羊腰子16只桑螵蛸500克乌贼骨500克茯苓1000克牡蛎1000克洋参1500克菟丝子500克龙骨1000克莲子1500克龙眼肉500克熟地黄2000克沙苑子1000克白芍1000克芡实1000克当归身500克小茴香500克补骨脂1000克枸杞子1000克肉苁蓉1000克山茱萸500克紫石英500克生杜仲

500 克牛膝 500 克萆薢 500 克白蜜 1500 克

上三十二味，熬如专翕膏法。用铜锅四口，以有情归有情者二，无情归无情者二，文火次第煎炼取汁，另入一净锅内，细炼九昼夜成膏；后下胶、蜜，以方中有粉无汁之茯苓、莲子、芡实、牡蛎、龙骨、鹿茸、白芍、乌贼骨八味为极细末，和前膏为丸梧子大。每服三钱，日三服。

【解读】 将上述 32 味药物，用熬制专翕膏同样的方法，取铜锅 4 口，把血肉有情之品归在一起分为 2 锅，非血肉有情之品也归在一起分为 2 锅，用文火煎熬取汁，倒入另一干净的锅内，细炼 9 昼夜后成为膏，然后加入胶和蜜，再把方中有粉而无汁的茯苓、莲子、芡实、牡蛎、龙骨、鹿茸、白芍、乌贼骨 8 味药研成极细粉末，拌和入熬成的膏内，制成如梧桐子一般大小的丸药。每次服 10 克，每天服 3 次。

此方治下焦阴阳两伤，八脉告损，急不能复，胃气尚健（胃弱者不可与，恐不能传化重浊之药也），无湿热证者；男子遗精滑泄，精寒无子，腰膝酸痛之属肾虚者（以上数条，有湿热皆不可服也）；老年体瘦痹中，头晕耳鸣，左肢麻痹，缓纵不收，属下焦阴阳两虚者（以上诸证有单属下焦阴虚者，宜专翕膏，不宜此方）；妇人产后下亏，淋带瘕，胞宫虚寒无子，数数殒胎，或少年生育过多，年老腰膝尻胯酸痛者。

【解读】 本方治疗下焦阴阳两伤，八脉虚损，一时难以康复，而胃气尚健（胃气虚弱的患者不可服用，恐其运化功能不足，不能传化重浊黏腻的药品），并且没有湿热的证候。例如男子遗精滑泄，虚寒不育，腰膝酸软属肾

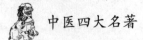

气虚弱的病证（以上所列的几条病证，若有湿热存在，都不可服用）；又如老年人体瘦痹中，头晕耳鸣，左侧肢体麻痹，缓纵不收，属下焦阴阳两虚的病证（以上所列的病证中若单纯为下焦阴虚的，宜用专翁膏治疗，而不宜用本方）；再如妇女产后下元亏虚，淋证带下，癥瘕，胞宫虚寒不孕，多次堕胎，或少年生育过多，年老腰膝尻胯酸痛的病证等。

卷六·解儿难

解儿难题词

儿曷为乎有难？曰：天时人事为之也，难于天者一，难于人者二。

【解读】 小儿为什么会有疾病灾难呢？主要原因是由自然界和人为原因造成的。由自然界的因素有 1 条，而人为的因素却占有 2 条。

天之大德曰生，曷为乎难儿也？曰：天不能不以阴阳五行化生万物；五行之运，不能不少有所偏，在天原所以相制，在儿任其气则生，不任其气则难，虽天亦莫可如何也，此儿之难于天者也。

【解读】 自然界最大的恩惠是生化万物并使其生生不息，怎么会有疾病灾难影响小儿呢？这是由于自然界原本是以阴阳和五行的规律来化生万物的，而木、火、土、金、水五行之间的生克制化的规律，不可能没有一点偏差而产生气候的异常变化，这种异常的变化在自然界是相互

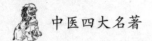

制约的，小儿要是能够适应这种变化就能正常地生活，相反要是不能适应这种异常的变化，就会生病。虽然说是"天之大德曰生"，但也是没有办法，这就是由自然因素造成的小儿疾病。

其难于人者奈何？曰：一难于儿之父母，一难于庸陋之医。天下之儿皆天下父母所生，天下父母有不欲其儿之生者乎？曷为乎难于父母耶？曰：即难于父母欲其儿之生也。父母曰：人生于温，死于寒。故父母惟恐其儿之寒也。

【解读】　那么由人为因素所造成的小儿疾病是怎么回事呢？归结到底有两方面的原因：一是由小儿父母所造成的，另外一个是由不学无术的平庸的医生所造成的。天下的小儿都是父母所亲生的，又有哪个父母不希望自己孩子健康成长呢？怎么说是小儿的疾病是由父母造成的呢？其实正是因为父母总希望自己的孩子能够好好地生长，才会造成小儿疾病的发生。通常做父母的，总是认为人是生于温暖而死于寒冷的，所以总是担心孩子受寒。

父母曰：人以食为天，饥则死。故父母惟恐其儿之饥也。天下之儿，得全其生者此也；天下之儿，或受其难者，亦此也。

【解读】　做父母的觉得人必须依赖食物才能够得以生存，饥饿就会造成死亡，所以说父母最怕自己的子女挨饿。天下的孩子要依靠这样保全性命，同样地，天下的孩子也就因此而产生疾病。

谚有之曰：小儿无冻饿之患，有饱暖之灾。此发乎情，不能止乎义礼，止知以慈为慈，不知以不慈为慈，此儿之难于父母者也。

【解读】　谚语里说：小儿不会因为寒冷或是饥饿而引起疾病的，只有因为过度的饱腹或者是过度的温暖引起疾病的。虽然让孩子吃饱穿暖是人的常态，但不能只停留在感情的水平线上，以慈爱的方式对待子女是慈爱，不知道有些不慈爱的做法，实际却是一种慈爱。以上就是因为父母而造成的小儿疾病灾难。

天下之医，操生人之术，未有不欲天下之儿之生，未有不利天下之儿之生，天下之儿之难，未有不赖天下之医之有以生之也。然则医也者，所以补天与父母之不逮以生儿者也，曷为乎天下之儿。难于天下之医也？曰：天下若无医，则天下之儿难犹少，且难于天与父母无怨也。

【解读】　天底下的医生掌握了救人的技术，没有谁是不希望天下的小儿健康成长的，也没有人愿意去做一些不利于儿童健康成长的事情，但是天下的儿童患病之后，也没有不依靠医生的治疗就能够挽救生命的。既然医生可以弥补自然界和父母的不足而有利儿童的健康成长，为什么说说天下儿童生病的灾难是由医生造成的呢？我觉得，倘若天下没有医生，也许天下儿童的疾病灾难会少，并且对自然界和父母等因素所造成的疾病也不会存在什么怨恨。

人受生于天与父母，即难于天与父母，又何怨乎？自天下之医愈多，斯天下之儿难愈广，以受生于天于父母之儿，而难于天下之医，能无怨乎？曷为乎医愈多，而儿之难愈广也？曰：医也者，顺天之时，测气之偏，适人之情，体物之理，名也，物也，象也，数也，无所不通，而

223

受之以谦，而后可以言医，尤必上与天地呼吸相通，下与小儿呼吸相通，而守之以诚，而后可以为医。

【解读】　因为人本身就是依赖自然界和父母才可以生存，所以即使是因为自然因素或是父母的因素造成疾病，又能产生什么怨恨呢？自从天下医生与日俱增开始，天下的儿童因为平庸的医生而造成的疾病也会越来越多，受到自然界的恩宠和父母的哺育下成长的孩子，却是因为那些平庸的医生造成了疾病灾难，这怎么叫人不怨恨呢，为什么会说医生越多，儿童的疾病灾难就会越来越多呢？我认为医生的职责，归根结底在于顺应自然变化规律。预测气候的异常变化，又要适应人体的情况，体察事物变化的道理，对事物的名称、本质、外在表现等无所不知，又是谦虚好学，然后才能谈论医学，尤其必须是要上通晓自然规律，下与小儿息息相关，而且至始至终是秉持着诚意，只有这样才能做医生。

奈何挟生人之名，为利己之术，不求岁气，不畏天和，统举四时，率投三法，毫无知识，囿于见闻，并不知察色之谓何，闻声之谓何，朝微夕甚之谓之何，或轻或重之谓何，甚至一方之中，外自太阳，内至厥阴，既与发表，又与攻里，且坚执小儿纯阳之说，无论何气使然，一以寒凉为准，无论何邪为病，一以攻伐为先，谬造惊风之说，惑世诬民；妄为疳疾之丸，戕生伐性；天下之儿之难，宁有终穷乎？前代贤医，历有辨难，而未成书？璐虽不才，愿解儿难。

【解读】　怎奈有些医生凭借救治人的名义，将医术当成为自己牟取利益的手段，不探求摸索每年的气运状况，不敬畏自然界的天和之气，笼统地将四时所发生的疾病混为一谈，轻率地投用发散、消导、攻下 3 种治疗方法，自己丝毫没有储备的知识，缺乏广见博闻，就连什么是望诊什么是闻诊也不清楚，不知道为什么会朝轻夜重，为什么会或轻或重。有的甚至在一首处方里，用药外可达太阳经，内可到厥阴经，既有发表药，又有攻里药，而且拘泥于小儿为纯阳之体的看法，不管六气中哪一气引起的疾病，一概全以寒凉药为标准，不管是什么病邪致病，一概先用攻逐，并荒谬地杜撰出惊风的说法蛊惑人，擅自编造出治疗痢疾的药物，残害儿童的身体健康。这样天下儿童的疾病灾难，到什么时候才是尽头啊？前代医德高尚的医家，对此多次提出辩驳，但没有写成书，我虽然没有什么大的才能，却也希望能为解除小儿的疾病灾难尽一份责任。

儿科总论

古称难治者，莫如小儿，名之曰哑科。以其疾痛烦苦，不能自达；且其脏腑薄，藩篱疏，易于传变；肌肤嫩，神气怯，易于感触；其用药也，稍呆则滞，稍重则伤，稍不对证，则莫知其乡，捉风捕影，转救转剧，转去转远；惟较之成人，无七情六欲之伤，外不过六淫，内不过饮食胎毒而已。然不精于方脉妇科，透彻生化之源者，断不能作儿科也。

【解读】 古时就有说到，最难医治的是小儿疾病，称儿科为"哑科"。因为小儿对自己的病痛不能清楚地表述出来；小儿脏腑薄弱，腠理疏松，患病后易生传变；而且小儿肌肤娇嫩，神气怯弱，容易受到外邪而生病。在用药的方面，要是稍微滋腻，就会阻碍脾胃的运化；要是药性稍微烈一点或者是药量过重，又会损伤正气；要是治疗稍微有些不对证，就会促使病情的变幻，对小儿的特点不了解，治疗时不得要领没有根据，必然会造成病情的加重，治疗的用药和病情越离越远。但是要是和成人相比，小儿疾病由于没有七情六欲的损害，外因导致生病的原因不过只是风、寒、暑、湿、燥、火六淫，内因导致生病的原因主要是饮食不干净或是饥饱失常还有就是先天的胎毒而已。然而，不能精通内科、妇科的理法方药，不能通晓生化之理的人是绝对不能做儿科医生。

俗传儿科为纯阳辨

古称小儿纯阳，此丹灶家言，谓其未曾破身耳，非盛阳之谓。小儿稚阳未充，稚阴未长者也。

【解读】 古人称小儿为纯阳之体，这是道家的说法，是说小儿是童贞之体，并不是说小儿阳气偏盛。实际小儿是稚阳未充，稚阴未长之体。

男子生于七，成于八；故八月生乳牙，少有知识；八岁换食牙，渐开智能；十六而精通，可以有子；三八二十四岁真牙生（俗谓尽根牙）而精足，筋骨坚强，可以任事，盖阴气长而阳亦充矣。女子生于八，成于七；故七月

生乳牙，知提携；七岁换食牙，知识开，不令与男子同
席；二七十四而天癸至；三七二十一岁而真牙生，阴始
足，阴足而阳充也，命之嫁。

【解读】　因为男子生于阳数 7，而成于阴数 8，所以
男孩出生的 8 个月长出乳牙，对事物会稍有认识。8 岁的
时候开始换恒牙，思维能力会逐渐增强。到了 16 岁的时
候，肾气旺盛，精关开通，具有生育能力。到三八二十四
岁的时候，智齿萌生（俗称尽根牙），精力充沛，筋骨强
壮有力，可以胜任各种工作，这是由于阴气增长而阳气也
得以充盛的结果。女子生于阴数 8，而成于阳数 7，因此
女孩出生的 7 个月就长乳牙，知道要人抱起或搀扶。7 岁
的时候换巨牙，认识能逐渐增强，此时就不宜与男子同坐
同寝。到二七十四岁的时候，月经来潮。三七二十一岁的
时候，就会长出智齿，阴气充足，阳气旺盛，就可以
出嫁。

小儿岂盛阳者哉！俗谓女子知识恒早于男子者，阳进
阴退故也。

【解读】　可见小儿怎么是盛阳之体呢！世俗认为女
子的知识常比男子开始得早一些，这是因为女子成于阳数
7，男子成于阴数 8，所以说是阳进阴退的缘故。

儿科用药论

世人以小儿为纯阳也，故重用苦寒。夫苦寒药，儿科
之大禁也。丹溪谓产妇用白芍，伐生生之气，不知儿科用

苦寒，最伐生生之气也。

【解读】 人们通常认为小儿是纯阳之体，所以用药多偏重苦寒。实际上苦寒药是儿科的一个大禁。朱丹溪说产妇用白芍会克伐生生之气，岂不知儿科用苦寒药更易克伐生生之气。

小儿，春令也，东方也，木德也，其味酸甘，酸味人或知之，甘则人多不识。盖弦脉者，木脉也，《经》谓弦无胃气者死。胃气者，甘味也，木离土则死，再验之木实，则更知其所以然矣，木实惟初春之梅子，酸多甘少，其他皆甘少酸少者也。故调小儿之味，宜甘多酸少，如钱仲阳之六味丸是也。苦寒之所以不可轻用者何？炎上作苦，万物见火而化，苦能渗湿。

【解读】 小儿生机旺盛犹如春天，在方位上与东方相应，具有木的属性，在五味上属酸和甘。对于酸味人们或许有所了解，但对于甘味，很多人就不认识了。以弦脉而言，弦脉是肝木的脉象，《内经》中说脉弦而无胃气的主死。所谓胃气，在五行中属土而主甘味，如果脉弦而无胃气，就好像树木离开了土培一样，必然会死亡。再以树木的果实为例，就会更加明白甘味药的重要作用。树木的果实只有初春的梅子酸味多甘味少，其他果实都是甘味多而酸味少。因此，治疗小儿疾病，用药也应甘味多酸味少，例如钱仲阳的六味地黄九，就是这种类型的方剂。不能轻率使用苦寒药物的原因，是因为火性上炎，在味为苦，万物遇火必然会因水分耗竭而被焚化，所以苦味能除湿。

人，倮虫也，体属湿土，湿淫固为人害，人无湿则死。故湿重者肥，湿少者瘦；小儿之湿可尽渗哉！

【解读】 人是一种体表没有羽毛鳞甲的生物，人体属湿土之性，若湿过多固然对人体有害，但如没有水分也会危害人的生命。所以痰湿重的人体态多肥胖，阴液不足的人多消瘦，因此小儿的阴液，怎么可以被进一步损耗呢？

在用药者以为泻火，不知愈泻愈瘦，愈化愈燥。苦先入心，其化以燥也，而且重伐胃汁，直致痉厥而死者有之。

【解读】 用苦寒药的医生以为苦寒可以泻火，却不知道愈泻火，愈化燥伤阴，使患儿愈加瘦弱。苦味的药物，先入于心，心属火，所以苦味易从火化而为燥。而且苦燥药物极易劫夺胃津，甚至导致痉厥而死亡的情况也常可见到。

小儿之火，惟壮火可减；若少火则所赖以生者，何可恣用苦寒以清之哉！故存阴退热为第一妙法，存阴退热，莫过六味之酸甘化阴也。惟湿温门中，与辛淡合用，燥火则不可也。余前序温热，虽在大人，凡用苦寒，必多用甘寒监之，惟酒客不禁。

【解读】 对小儿之火，只有对火气亢盛的壮火才可以用清，若是少火，则为人体赖以生存之火，对这种火怎么能任意使用苦寒的药物来清泻呢？因此通过保存阴液的方法来退其热是最重要的治法，存阴退热的方剂，以酸甘化阴的六味地黄丸最好。对湿温的治疗，苦寒药物配合辛淡药物比较适宜，但对燥火性质的疾病就不可用。我在前面所论述的温热证治中，虽然谈论的是成人，但在运用苦

229

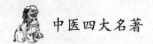

寒药时，大多也配合甘寒养阴的药物一起使用，以防止苦
燥伤阴之弊。只有对平时嗜酒的人，因湿热较重，苦寒药
物不在禁用之列。

儿科风药禁

近日行方脉者，无论四时所感为何气，一概羌、防、
柴、葛。不知仲景先师，有风家禁汗，亡血家禁汗，湿家
禁汗，疮家禁汗四条，皆为其血虚致痉也。然则小儿痉
病，多半为医所造，皆不识六气之故。

【解读】　最近有些行医的人，一年四季不论感受哪
种病邪，一概用羌活、防风、柴胡、葛根等药物治疗，不
知道仲景先师有4条发汗禁例：即平时经常感受风邪为病
而自汗出的禁用发汗；平时容易出血的禁用发汗；平常易
感受湿邪致病的禁用发汗；外科疮病久不愈合的禁用发
汗。因为这4类患者发汗后，极易使阴津受损而导致血亏
液少，筋脉失却濡养，从而产生痉病。然而小儿痉病有半
数以上是医生造成的，这是因为有的医生对六气为病认识
不清，而滥用疏风发汗药的缘故。

痉因质疑

痉病之因，《素问》曰："诸痉项强，皆属于湿"。此
湿字，大有可疑，盖风字误传为湿字也。余少读方中行先

生《痉书》，一生治病，留心痉证，觉六气皆能致痉。

【解读】 关于痉病发生的原因，《素问》中记载："诸痉项强，皆属于湿。"但这一个"湿"字，却很有疑惑之处，应该是"风"字而误传为了"湿"字。我小时候读方中行先生的《痉书》，在一生治病的经历中，较为留心痉证，发现六气都能导致痉的发生。

风为百病之长，六气莫不由风而伤人，所有痉病现证，皆风木刚强屈拗之象。湿性下行而柔，木性上行而刚；单一湿字，似难包得诸痉。

【解读】 风为百病之长，六气都要与风相合而侵犯人体；而所有痉病所表现的证候，都体现了风木刚强屈拗的特点。湿的性质是下行而柔软，木的性质是上行而刚烈，仅一个"湿"字，似乎很难包括各种痉病。而且"湿"字与项强2字也不对应。

且湿字与项强字即不对，中行《痉书》一十八条，除引《素问》《千金》二条，余十六条内，脉二条，证十四条，俱无湿字证据。如脉二条：一曰：痉夫脉按之紧如弦，直上下行；二曰：《脉经》云：痉家，其脉伏坚，直上下。皆风木之象，湿之反面也。余十四条：风痉致痉居其十，风家禁下一条，疮家禁汗一条，新产亡血二条，皆无所谓湿也者。即《千金》一条，曰：太阳中风，重感于寒，湿则变痉也。

【解读】 方中行《痉书》中18条，除引《素问》、《千金》2条外，其余16条内，有脉2条、证14条，都没有"湿"字的证据。如其中论脉的2条：一是说：痉脉按之紧如弦，直上下行；二是说：《脉经》云：痉家，其脉

伏坚，直上下。这些都是风木的征象，与湿的特性正相
反。其余14条中：风寒致痉的占据10条，论风家禁下的
1条，疮家禁汗的1条，新产亡血的2条，都没有涉及所
谓的"湿"。在《千金要方》中有1条说：太阳中风，重
感于寒，湿则变痉也。

上下文义不续，亦不可以为据。中行注云：痉，自
《素问》以来，其见于《伤寒论》者，乃叔和所述《金
匮》之略也；《千金》虽有此言，未见其精悉。可见中行
亦疑之。

【解读】　但视其上下文义不相连续，所以也不可作
为根据。方中行在注中说：有关痉病，从《素问》以后，
见于《伤寒记》中的论述，是王叔和所论述《金匮》中
的内容；《千金要方》中虽然有这一说法，但没有见到更
详细的记载。由此可见，方中行对这一说法也是怀疑的。

且《千金》一书，杂乱无章，多有后人羼杂，难以为
据。《灵枢》《素问》二书，非神圣不能道，然多述于战
国汉人之笔，可信者十之八、九，其不可信者一、二；如
其中多有后世官名地名，岂轩岐逆料后世之语，而先言之
哉？且代远年湮，不无脱简错误之处。瑭学术浅陋，不敢
信此湿字，亦不敢直断其非，阙疑以俟来者。

【解读】　而且《千金要方》一书，较为杂乱无章，
其中也有一些后人掺杂的内容，所以难以作为根据。《灵
枢》、《素问》这两本书，固然不是一般人所能写的经典
之作，但因为这些书大多是战国时期所作，其中内容可以
相信的有十之八九，也有十之一二是不可信的。如其中多
处出现后世的官名或地名，难道是黄帝和岐伯预料到后世

而先说出来的话吗？加上这两本书的年代久远，几经转抄，难免有脱简错误的地方。我的学识很浅薄，虽然不敢相信这一"湿"字，但也不敢直接断言是一错字，暂且存疑以等待后人来明断。

湿痉或问

或问子疑《素问》痉因于湿，而又谓六淫之邪皆能致痉，亦复有湿痉一条，岂不自相矛盾乎？曰：吾所疑者诸字皆字，似湿之一字，不能包括诸痉，惟风可以该括，一也；再者湿性柔，不能致强，初起之湿痉，必兼风而后成也。

【解读】 有人会问，你怀疑《素问》关于痉病是由湿邪引起的说法，但又说六淫之邪都能导致痉病发生，而且还列有湿痉一条，这不是自相矛盾吗？我的问答是：我所怀疑的是"诸"字和"皆"字，仅仅一个"湿"字，并不能包括所有痉病的原因，而只有"风"字才能概括痉病的原因，这是一个方面；另一方面，湿性柔顺，不会导致身体强直的痉病，即使是湿痉，在发病之初也必然是兼夹风邪而发生的。

且俗名痉为惊风，原有急慢二条。所谓急者，一感即痉，先痉而后病；所谓慢者，病久而致痉者也。一感即痉者，只要认证真，用药确，一二帖即愈，易治也。

【解读】 且习惯上痉病又称惊风，其中分为急、慢两类；所谓急惊风，是指感邪后立即发痉，先有痉而后才出现其他症状，所谓慢惊风，是先患有疾病日久而出现痉证。感邪后立即发痉的急惊风，只要辨证准确，用药正确，一般一二帖药就可以治愈，治疗比较容易。

病久而痉者，非伤脾阳，肝木来乘；即伤胃汁肝阴，肝风鸱张，一虚寒，一虚热，为难治也。

【解读】 如果是病久而痉的慢惊风，不是脾阳受损使肝木乘之，那就是胃阴、肝阴亏耗而致肝风鸱张，前者为虚寒，后者为虚热，都是比较难治的。

吾见湿因致痉，先病后痉者多，如夏月小儿暑湿泄泻暴注，一昼夜百数十行，下多亡阴，肝乘致痉之类，霍乱最能致痉，皆先病后痉者也。当合之杂说中《风论》一条参看。

【解读】 我所见到的因湿而引起的痉病，以先有其他病而后转为痉的占多数。例如夏季小儿感受暑湿而突然暴注下泻，一昼夜泻下百余次，泻下过多导致阴液耗竭，使肝木来乘而致痉之类，以及霍乱病等也极易发生痉证，那是属于先有疾病而后出现痉证的。可结合前面杂说中《风论》内容相互参照。

以卒得痉病而论，风为百病之长，六淫之邪，皆因风而入。以久病致痉而论，其强直背反瘈之状，皆肝风内动为之也。似风之一字。可以包得诸痉。要知痉者筋病也，知痉之为筋病，思过半矣。

【解读】 以突然发生的痉病而言，由于风为百病之长，所以六淫之邪都随风侵入人体导致痉病。以久病而发生痉证而言，其展现出的项背强立、角弓反张、四肢抽搐等症状，都是肝风内动造成的。所以，似乎"风"字可包括各种痉病。必须要知道痉病是筋脉的病变，只要了解痉病是筋脉的病变，基本上就认识了痉病的发生发展和治疗特点。

痉有寒热虚实四大纲论

六淫致痉，实证也；产妇亡血，病久致痉，风家误下，温病误汗，疮家发汗者，虚痉也。

【解读】 因外感六淫之邪而导致的痉病，属于实证；产妇失血过多，或病久致痉，或平素易于感受风邪汗出较多的患者误用攻下，或患有温病误用辛温发汗，或久有疮疡而误用发汗等，都是因阴血亏虚而导致的痉证，皆属于虚证。

风寒、风湿致痉者，寒证也；风温、风热、风暑、燥火致痉者，热痉也（按此皆瘛证属火，后世统谓之痉矣，后另有论）。

【解读】 如因感受风寒或风湿之邪而致的痉病，属于寒证；若外感风温、风热、风暑、燥火等邪气而导致的痉病，属于热痉（这些实际上都是内邪炽盛而致的手足扣搐，后世之人将其统称为痉病，对此后面有专门论述）。

俗称慢脾风者，虚寒痉也；本论后述本脏自病者，虚热痉也（亦系瘛证）

【解读】 习俗上所称的慢脾风，属于虚寒性质的痉病；本书后面将要论述的因本脏自病所导致的痉病，属于虚热痉（也属于手足搐搦的瘛证）。

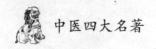

小儿痉病瘛病共有九大纲论

寒 痉

仲景先师所述方法具在，但须对证细加寻绎，如所云：太阳证体强，几几然，脉沉迟之类，有汗为柔痉，为风多寒少，而用桂枝汤加法；无汗为刚痉，为寒痉，而用葛根汤，汤内有麻黄，乃不以桂枝立名，亦不以麻黄立名者，以其病已至阳明也。诸如此类，须平时熟读其书，临时再加谨慎，手下自有准的矣。

风寒咳嗽致痉者，用杏苏散辛温例，自当附入寒门。

【解读】 张仲景对痉病治法的论述已很具体，但临床上必须对照证候仔细推敲，例如所讲的太阳病，见身体强直不舒，脉象沉迟之类表现。如果有汗出的是柔痉，属风多寒少，宜用桂枝汤加味法治疗；如果无汗则是刚痉，属于寒痉，当用葛根汤治疗，方中有麻黄，但既不用桂枝命名，又不用麻黄命名，这是因为病变已到阳明的缘故。诸如此类，只有平时熟读仲景之书，临证时又细心诊察，在处理本病时自然会胸有成竹。

如果因风寒咳嗽所致的痉病，治疗时宜用杏苏散辛温散寒，宣肺止咳，因此也应当附属于寒痉这一类。

风温痉（按此即瘛证，少阳之气为之也，下温热、暑温、秋燥，皆同此例）

【解读】 风湿痉（此即手足抽搐的瘛证，是少阳之

气所致，以下温热、暑热、秋燥所致的痉证，均与此例相同）

乃风之正令，阳气发泄之候，君火主气之时，宜用辛凉正法。轻者用辛凉轻剂，重者用辛凉重剂，如本论上焦篇银翘散、白虎汤之类；伤津液者加甘凉，如银翘加生地、麦冬，玉女煎以白虎合冬、地之类；神昏谵语，兼用芳香以开膻中，如清宫汤、牛黄丸、紫雪丹之类；愈后用六味、三才、复脉辈，以复其丧失之津液。

【解读】 风温所致的痉病，发于春季风为时令主气之时，是阳气发泄的病候，因正值君火主气，宜用辛凉正治的方法治疗。病情轻的用辛凉轻剂，病情重的用辛凉重剂，如本书上焦篇所载的银翘散、白虎汤之类；津液受伤的可加用甘凉濡润之品，如银翘散中加生地黄、麦冬，以及玉女煎用白虎汤配合麦冬、地黄等；神志昏迷，胡言乱语的可配用芳香开窍之品，宣开心包之闭，如清宫汤、安宫牛黄丸、紫雪丹之类；病变后期，可选用六味地黄汤、三才汤、加减复脉汤等类方剂，以恢复耗伤的阴液。

风温咳嗽致痉者，用桑菊饮（方见上焦篇）、银翘散辛凉例，与风寒咳嗽迥别，断不可一概用杏苏辛温也。

【解读】 如因风温咳嗽所致的痉病，适宜用桑菊饮（方见上焦篇）、银翘散等辛凉宣肺之剂，这与因风寒咳嗽所致的痉病有明显区别，切不可一概用辛温宣肺的杏苏散。

温热痉（即六淫之火气，消烁真阴者也，《内经》谓先夏至为病温者是也）

即同上风温论治。但风温之病痉者轻而少，温热之致

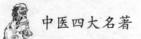

痉者多而重也。约之轻重浅深，视病之轻重浅深而已。

【解读】 温热痉（即六淫当中的火热之邪，消烁真阴而致的痉病，《内经》中所讲的"先夏至日者为病温"就是指的这类疾病）

本病的治疗与上述风温所致的痉病基本相同。但是风温致痉的病情轻并且少见，温热致痉的病情重而且多见。临床治疗用药的轻重浅深，应根据病情的轻重和病位的深浅而灵活运用。

暑 痉

（暑兼湿热，后有湿痉一条，此则偏于热多湿少之病，去温热不远，经谓后夏至为病暑者是也）

【解读】 暑痉（指暑兼湿热二气，后面还有专论湿痉的一条，这里讨论的是偏于热多湿少的病证，与湿热痉的性质基本相似，《内经》所说的"后夏至日者为病暑"，就是属于这一类病证）

按俗名小儿急惊风者，惟暑月最多，而兼证最杂，非心如澄潭，目如智珠，笔如分水犀者，未易辨此。盖小儿肤薄神怯，经络脏腑嫩小，不奈三气发泄。邪之来也，势如奔马，其传变也，急如掣电，岂粗疏者所能当此任哉！

【解读】 世俗所称的小儿急惊风，多见于暑气当令的夏天，兼证也最为复杂。不是心神如深潭一样清澈明净，眼光似珍珠一样晶莹明亮，下笔处方若分水犀一样犀利明白的人，是不容易辨治本病的。因为小儿肌肤疏薄，神气怯弱，经络脏腑娇嫩细小，难以耐受夏季暑、湿、热三气的蒸腾发泄。况且暑邪伤人，来势急如奔马，其传变迅速又快如闪电，哪里是那些才疏学浅、粗枝大叶的医生能担当起治疗重任的疾病呢？

如夏月小儿身热头痛，项强无汗，此暑兼风寒者也，宜新加香薷饮；有汗则仍用银翘散，重加桑叶；咳嗽则用桑菊饮；汗多则用白虎；脉芤而喘，则用人参白虎；身重汗少，则用苍术白虎；脉芤面赤多言，喘喝欲脱者，即用生脉散；神识不清者，即用清营汤加钩藤、丹皮、羚羊角；神昏者，兼用紫雪丹、牛黄丸等；病热轻微者，用清络饮之类，方法悉载上焦篇，学人当与前三焦篇暑门中细心求之。但分量或用四之一，或用四之二，量儿之壮弱大小加减之。

【解读】　例如夏天小儿身热头痛，颈项强直而无汗，这是暑湿之邪兼夹风寒所致，宜用新加香薷饮治疗；如果有汗，则仍然可用银翘散，只是应加重桑叶的用量；有咳嗽的则宜用桑菊饮；出汗较多的用白虎汤；脉象中空无力，呼吸气喘的用人参白虎汤；身体沉重，汗出不畅的用苍术白虎汤；脉象中空无力，面色红而说话多，呼吸短促，喘息有声，即将虚脱的，应立即用生脉散；神志不清，肝风内动的，立即用清营汤加钩藤、牡丹皮、羚羊角；神志昏迷的，要配合紫雪丹、安宫牛黄丸等；如病势轻微的则可用清络饮之类治疗。以上这些治疗方法，全部记载在本书上焦篇中，学者应当与前面三焦篇暑温门中的有关内容相互参照，细心探索。但是在药物的剂量上，应该根据小儿年龄和体质来调整，或用成人剂量的1/4，或用2/4等。

痉因于暑，只治致痉之因，而痉自止，不必沾沾但于痉中求之。若执痉以求痉，吾不知痉为何物。

【解读】　暑邪所引起的痉证，只要治疗引起痉病的暑邪，则痉可自止，不必仅仅着眼于止痉。假如偏执于见痉止痉，实际上是连究竟什么是痉也没弄清楚。

夫痉病名也，头痛亦病名也。善治头痛者必问致头痛之因，盖头痛有伤寒头痛、伤风头痛、暑头痛、热头痛、湿头痛、燥头痛、痰厥头痛、阳虚头痛、阴虚头痛、跌扑头痛、心火欲作痈脓之头痛、肝风内动上窜少阳胆络之偏头痛、朝发暮死之真头痛，若不问其致病之因，如时人但见头痛，一以羌活、本从事，何头痛之能愈哉！况痉病之难治者乎！

【解读】　痉是一种病名，就好像头痛也是一个病名。善于治疗头痛的人，治疗前必定先辨明引起头痛的原因，因为头痛有感受寒邪所致的，有感受风邪所致的，有感受暑邪所致的，有感受热邪所致的，有感受湿邪所致的，有感受燥邪所致的，有因痰厥所致的，有因阳虚所致的，有因阴虚所致的，有因跌仆损伤所致的，有因心火炽盛火毒上炎欲作痈脓所致的，有因肝风内动上窜少阳胆络所致的偏头痛，有朝发暮死的真头痛，等等。如果不问导致头痛的病因，就像时下有的医生，只要见到头痛，一概用羌活、藁本治疗，这样有什么头痛能治好呢？何况痉病本来就更难以治疗。

湿　痉

（按此一条，螈痉兼有，其因于寒湿者，则兼太阳寒水气，其泄泻太甚，下多亡阴者，木气来乘，则螈矣）

【解读】 湿痉（这一条的内容，瘛证和痉病都有，如因寒湿所致的，则兼有太阳寒水之气；若因泄泻太甚，下多亡阴所致的，属木气来乘，则手足抽搐）

按中湿即痉者少，盖湿性柔而下行，不似风刚而上升也。其间有兼风之痉。

【解读】 因感受湿邪引起的痉病较少见，这是因为湿性柔顺而下行，不像风邪刚劲而上升。但有时也有湿邪兼夹风邪而引起的痉病。

《名医类案》中有一条云："小儿吐欲作痫者，五苓散最妙"；本论湿温上焦篇，有三仁汤一法；邪入心包，用清宫汤去莲心、麦冬，加银花赤小豆皮一法；用紫雪丹一法；银翘马勃散一法；千金苇茎汤加滑石、杏仁一法；而寒湿例中，有形似伤寒，舌白不渴，经络拘急，桂枝姜附汤一法，凡此非必皆现痉病而后治。盖既感外邪，久则致痉，于其未痉之先，知系感受何邪，以法治之，而痉病之源绝矣，岂不愈于见痉治痉哉！

【解读】 《名医类案》中有一条说：小儿因呕吐乳汁而欲发为痫证的，用五苓散最好。本书上焦篇湿温门中，有用三仁汤治疗的方法；如邪入心包，治疗有用清宫汤去莲心、麦冬，加金银花、赤小豆皮的方法；也有用紫雪丹方法；也有用银翘马勃散的方法；还有用千金苇茎汤加滑石、苦杏仁的方法。而本书在寒湿门中，有形似伤寒，舌苔白腻，口不渴，经脉拘急不舒的，用桂枝姜附汤治疗的方法。以上都不是一定要痉病出现后才用，因为既然是感受外邪日久而致痉，那么在痉病未发之前，辨明感受的是何种外邪，然后针对病因进行治疗，这样自然会断绝痉病的根源，这样不是比见痉治痉要好吗？

若儿科能于六淫之邪，见几于早，吾知小儿之痉病必少。湿久致痉者多，盖湿为浊邪，最善弥漫三焦，上蔽清窍，内蒙膻中，学人当于前中焦下焦篇中求之。由疟痢而致痉者，见其所伤之偏阴偏阳而补救之，于疟痢门中求之。

【解读】 如果儿科医生对六淫之邪能做到早辨识的话，我相信小儿的痉病必然会减少。湿病日久而引起的痉病较多，因为湿为浊邪，最容易弥漫三焦，上则可阻蔽清窍，内则可蒙蔽心包，学医者应当从本书前面的中焦、下焦篇中寻找相应的治法。对于因疟疾或痢疾而引起发痉的，应根据病之偏于阴伤或偏于阳伤而采取补救措施，可从疟疾和痢疾门的有关条文内寻找相应的治法。

燥　痉

燥气化火，消烁津液，亦能致痉，其治略似风温，学人当于本论前三焦篇秋燥门中求之。

【解读】 燥气易于化火，消烁津液，也能够引起痉病，其治法与风温所致的痉病大体类似，学者应当从本书前面三焦篇秋燥门中寻求治法。

但正秋之时，有伏暑内发，新凉外加之证，燥者宜辛凉甘润，有伏暑则兼湿矣，兼湿则宜苦辛淡，甚则苦辛寒矣，不可不细加察焉。燥气化寒，胁痛呕吐，法用苦温，佐以甘辛。

【解读】 但是正当秋季时，有因伏暑内发再外感新凉所致的病证。对因燥邪致痉的，宜用辛凉甘润的方法；

对于伏暑为病，如因伏暑则常兼夹湿邪，宜用苦辛淡的方法，严重的用苦辛寒法，医者对此必须仔细诊察。至于燥气化寒，出现胁痛呕吐的，则当用苦温佐以甘辛的方法进行治疗。

内伤饮食痉（俗所谓慢脾风者是也）

按此证必先由于吐泻，有脾胃两伤者、有专伤脾阳者、有专伤胃阳者、有伤及肾阳者，参苓白术散、四君、六君、异功、补中益气、理中等汤，皆可选用。

【解读】　本病证的发生，必然先是由于有吐泻，引起脾胃两伤，有仅伤脾阳的，有仅伤胃阳的，有伤及肾阳的如参苓白术散、四君子汤、六君子汤、异功散、补中益气汤、理中汤等方剂，都可选用。

虚寒甚者，理中加丁香、肉桂、肉果、诃子之类，因他病伤寒凉药者，亦同此例。叶案中有阴风入脾络一条，方在小儿痫痉厥门中，其小儿吐泻门中，言此证最为详细。

【解读】　如果虚寒严重的，用理中汤加丁香、肉桂、肉果、诃子等类药物，对于因其他疾病而误用寒凉药过度的，也可用同样的方法。叶天士《临证指南医案》里有"阴风入脾络"一案，其用方载于该书第10卷幼科痫痉厥门中，同书幼科吐泻门中对此病证的论述最为详细。

案后华岫云驳俗论最妙，学人不可不静心体察焉！再参之钱仲阳、薛立斋、李东垣、张景岳诸家，可无余蕴矣。再按此证最险，最为难治，世之讹传妄治已久，四海同风，历有年所，方中行驳之于前，诸君子畅论于后。至今日而其伪风不息，是所望于后之强有力者，悉取其伪书而焚耳。

【解读】　病案后华岫云对世俗说法进行了巧妙的辩驳，学医者应当细心探索研究。如再参照钱仲阳、薛立斋、李东垣、张景岳等各位医家的论述，则会对本病证有更全面的理解。本证最为凶险，也最为难治，社会上有关本病的错误说法和不正确的治法相传已久，在全国形成了相同的风气，已流传了很多年。对此，方中行在前进行了驳斥，其后许多有名医家也作了论述，但至今这股坏风气仍然没有停息，所以希望以后坚强有力的医家，能将传播这种坏风气的伪书全部焚毁。

细观叶案治法之妙，全在见吐泻时，先防其痉，非于既痉而后设法也。故余前治六淫之痉，亦同此法，所谓上工不治已病治未病，圣人不治已乱治未乱也。

【解读】　仔细观察叶天士医案治法的微妙之处，全在于刚见吐泻时，就先预防痉病的发生，而不是在痉病发生以后再想办法治疗。因此我在前面所述治疗六淫所致的痉病时，也是采用相同的方法，这就是《内经》所说"上工不治已病治未病，圣人不治已乱治未乱"。

客忤痉（俗称谓惊吓是也）

按小儿神怯气弱，或见非常之物，听非常之响，或失足落空，跌扑之类，百证中或有一、二，非小儿所有痉病，皆因于惊吓也。

【解读】　由于小儿神怯气弱，如突然见到怪异的东西，或突然听到异常声音，或不小心跌倒等，都可能受到惊吓而发生痉证，但这类痉证较少见，百例病证中或许只有一二例，并不是小儿所有的痉病都是由惊吓所引起的。

证现发热，或有汗，或无汗，面时青时赤，梦中呓语，手足蠕动，宜复脉汤去参、桂、姜、枣，加丹参、丹皮、犀角，补心之体，以配心之用。

【解读】　本病证可见发热、或有汗、或无汗、面色时青时红、梦中说胡话、手脚蠕动，治疗宜用复脉汤减去人参、桂枝、生姜、大枣，加入丹参、牡丹皮、犀角，有补心体之阴以配心用之阳的作用。

大便结者，加元参，溏者加牡蛎；汗多神不宁有恐惧之象者，加龙骨、整琥珀、整朱砂块（取其气而不用其质，自无流弊），必细询病家确有所见者，方用此例。若语涉支离，猜疑不定者，静心再诊，必得确情，而后用药。

【解读】　便秘的加玄参；大便溏薄的加牡蛎；出汗较多，神志不安而有恐惧征象的，加龙骨、整琥珀、整朱砂块（取其气而不用其质，自然不会有弊病）。运用时必须先仔细询问病家，确实是由于惊吓而引起发痉的，才可用以上药方。如果病家的回答不够确凿，或是不敢肯定的，必须静下心来再次仔细检查，一定要在得到准确无误的诊断后，然后再造方用药。

愚儿三岁，六月初九日辰时，倚门落空，少时发热，随热随痉，昏不知人，手足如冰，无脉，至戌时而痉止，身热神昏无汗；次日早，余方与复脉汤去参、桂、姜、枣，每日一帖，服三、四杯。不饮不食，至十四日巳时，得战汗而愈。

【解读】 我儿子3岁的时候，于旧历的六月初九日辰时，在门旁突然落空摔倒，很快就发热，一发热就发痉，昏迷不醒，手脚冰凉，脉搏停止跳动。到戌时痉才停止，但仍然是身体发热，神志不清，没有汗。第2日早晨，我用复脉汤去人参、桂枝、生姜、大枣治疗，每日1剂，服二四杯，仍然不能吃喝，到14日巳时，得战汗后病才痊愈。

若当痉厥神昏之际，妄动乱治，岂有生理乎！盖痉厥则阴阳逆乱，少不合拍则不可救，病家情急，因乱投药饵，胡针乱灸而死者，不可胜纪。

【解读】 假如在痉厥昏迷的当时，轻举妄动，盲目乱治，哪里还有生还的可能？因为痉厥的时候，阴阳之气逆乱，治疗稍有不对就会失去性命。这时医者常因病家焦急而不能静心诊察，以至于乱投药物，或胡乱针灸而使患者死亡的例子实在是不计其数。

病家中无主宰，医者又无主宰，儿病其何堪哉！如包络热重，唇舌燥，目白睛有赤缕者，牛黄清心丸，本论牛黄安宫丸，紫雪丹辈，亦可酌而用之。

【解读】 病家心中没有主见，医生心中也没有主见，小儿的病怎能治好呢，如果心包络热闭较重，出现唇干舌燥，眼白中有红丝的，可用牛黄清心丸治疗，本书中所载的安宫牛黄丸、紫雪丹等类药物，也可酌情选用。

本脏自病痉（此证则螈病也）

按此证由于平日儿之父母，恐儿之受寒，复被过多，着衣过浓，或冬日房屋热炕过暖，以致小儿每日出汗，汗多亡血，亦如产妇亡血致痉一理。肝主血，肝以血为自养，血足则柔，血虚则强，故曰本脏自病。

【解读】 本病是由于患儿的父母平时担心孩子受寒，盖的被子过多，衣服穿得过厚，或者是冬天房屋内热炕烧得过暖，导致小儿每日出汗较多，汗出过多可使血液亏耗而产生痉病，犹如产妇产后出血过多引起痉病是同样的道理。因肝主藏血，肝脏也有赖血液的滋养，肝血充足则筋脉柔顺，肝血亏虚则筋脉强直而发痉，所以称"本脏自病痉"。

然此一痉也，又实为六淫致痉之根；盖汗多亡血者，本脏自病，汗多亡卫外之阳，则易感六淫之邪也。全赖明医参透此理，于平日预先告谕小儿之父母，勿令过暖汗多亡血，暗中少却无穷之病矣，所谓治未病也。

【解读】 然而此痉又是六淫致痉的根源，因为汗出过多而使血液亏少，可使肝脏自病，而汗出过多又可损伤具有卫外作用的阳气，卫阳不足则容易感受六淫之邪。因此，只有依赖高明的医生精通这个道理，在平时就告诉小儿的父母，不要让孩子因过暖而致汗出过多耗损血液，这样在不知不觉中就会减少小儿的许多疾病，这就是《内经》所说的"治未病"。

治本脏自病法，一以育阴柔肝为主，即同产后血亡致痉一例，所谓血足风自灭也。六味丸，复脉汤，三甲复脉三方，大小定风珠二方，专翕膏，皆可选用。

【解读】 治疗"本脏自病痉"的方法，以育阴柔肝为主，与产后失血过多引起的痉病治法相同，所谓"血足风自灭"。如六味地黄丸，加减复脉汤，一、二、三甲复脉汤3方，大定风珠、小定风珠2方，专翁大生膏等均可随证选用。

专翁膏为痉止后，每日服四、五钱，分二次，为填阴善后计也。六淫误汗致痉者，亦同此例。救风温、温热误汗者，先与存阴，不比伤寒误汗者急与护阳也，盖寒病不足在阳，温病不足在阴也。

【解读】　其中专翁大生膏的服法是在痉停止之后，每日服用12—15克，分为2次，作为填补真阴，善后调理之用。如外感六淫误用汗法伤阴而致痉的，他可用同样的方法。救治风湿、温热误汗所致的痉病首先要注意保存阴液，与伤寒误汗必须立即护卫阳气不一样。这是由于伤寒多损伤阳气，温病易耗损阴液。

小儿易痉总论

按小儿易痉之故，一由于肌肤薄弱，脏腑嫩小，传变最速；一由于近世不明六气感人之理，一见外感无论何邪，即与发表。

【解读】　小儿容易发生痉证的原因，一是小儿肌肤疏薄脆弱，脏腑娇嫩细小，患病后传变极为迅速，故易于动风发痉；一是近来有些医生不明六淫之气侵袭人体致病的道理，一见外感病，不论感受哪种邪气，一概予以辛温发表，从而导致发痉。

既痉之后，重用苦寒，虽在壮男壮女，二、三十岁，误汗致痉而死者，何可胜数！小儿薄弱，则更多矣。

【解读】　　发生痉病后，又重用苦寒药物，即使是二三十岁的青壮年男女患者，因误汗引起发痉而致死亡的例子，也多得准以计数，更何况体质薄弱的小儿，这样的例子就更多了。

　　余于医学，不敢自信，然留心此证几三十年，自觉洞彻此理，尝谓六气明而痉必少，敢以质之明贤，共商救世之术也。

痉病瘛病总论

　　《素问》谓太阳所至为痉，少阳所至为瘛。盖痉者，水也；瘛者，火也；又有寒厥，热厥之论最详。

　　【解读】　　《素问》说：太阳之气所至为痉，少阳之气所至为瘛。这是因为痉病属水，瘛病属火。还有对寒厥、热厥的详细论述。

　　后人不分痉、瘛、厥为三病，统言曰惊风痰热，曰角弓反张、曰搐搦、曰抽掣、曰痫、痉、厥。方中行作《痉书》，其或问中所论，亦混瘛而为痉，笼统议论。叶案中治痫、痉、厥最详，而统称痉厥，无瘛之名目，亦混瘛为痉。

　　【解读】　　后世的人，没有把痉、瘛、厥当做3种不同的病证，只是笼统地称其为"惊风痰热"、"角弓反张"、"搐搦"、"抽掣"、"痫、痉、厥"等。方中行所著《痉书》的"或问"中，也将"瘛"混为"痉"，笼统地加以论述。叶天士《临证指南医案》中论治痫、痉、厥的内容很详细，然而也是笼统地称作"痉厥"，并且没有"瘛"的名称，实际也是把"瘛"混为"痉"。

考之他书，更无分别，前痉病论因之，从时人所易知也。谨按痉者，强直之谓，后人所谓角弓反张，古人所谓痉也。瘛者，蠕动引缩之谓，后人所谓抽掣、搐搦，古人所谓瘛也。抽掣搐搦不止者，瘛也。

【解读】 考证其他医书，对这几个病证更是没有区别。我在前面论述痉病时，沿用了这个名称，也是为使现时的医生能看得懂。我认为，所谓"痉"，是指强直意思，后人称作"角弓反张"，古人称"痉"。所谓"瘛"，是指手足蠕动，四肢拘挛收缩，后人称"抽掣"、"搐搦"，古人称作"瘛"。如手足搐搦、抽掣不止，就是"瘛"。

时作时止，止后或数日，或数月复发，发亦不待治而自止者，痫也。四肢冷如冰者，厥也；四肢热如火者，厥也；有时而冷如冰，有时而热如火者，亦厥也。大抵痉、瘛、痫、厥四门，当以寒热虚实辨之。自无差错。

【解读】 如时作时止，止后数日或数月又重新发作，发作后不经治疗又可以自己停止的，这是"痫"；四肢厥冷如冰的，称"厥"，四肢灼热如火的，也称"厥"；有时厥冷如冰，有时灼热如火，也称"厥"。大体上讲，对于痉、瘛、痫、厥4种病证，应当从寒热虚实几方面加以辨别，自然就没有差错。

仲景刚痉柔痉之论。为伤寒而设，未尝议及瘛病，故总在寒水一门，兼风则有有汗之柔痉，盖寒而实者也；除寒痉外，皆瘛病之实而热者也。湿门则有寒痉有热瘛，有实有虚；热病久耗其液，则成虚热之瘛矣。

【解读】 仲景关于"刚痉"、"柔痉"的论述，是为伤寒而设立的，并未谈论到痉病，所以痉病归于寒水这一门类中。如果兼有风邪就会有汗即称柔痉，都属寒而实的病证。除寒痉外，其余皆属于热而实的瘛病。在湿病门中，既有寒痉也有热瘛，有实证也有虚证。如果外感热病日久损耗阴液，则可形成虚热性质的瘛证。

前列小儿本脏自病一条，则虚热也。产后惊风之痉，有寒痉，仲景所云是也；有热瘛，本论所补是也。总之痉病宜用刚而温，瘛病宜用柔而凉。又有痉而兼瘛，瘛而兼痉，所谓水极而似火，火极而似水也。

【解读】 前面列出的小儿本脏自病一条，就属虚热性质。产后惊风的痉病，既有寒痉，如张仲景所说的就是，也可以有热瘛，也就是本书所补充的瘛病。总之，痉病应该用刚燥辛温的药物，瘛病须用柔润甘凉的药物。另外，临床也可见到痉病而兼有瘛，或者瘛病而兼有痉的证候，这就是所谓"水极而似火"、"火极而似水"的病变。

至于痫证，亦有虚有实，有留邪在络之客邪，有五不可发汗，即不发汗之辛甘，亦在所当禁也。且伤志过极之脏气，叶案中辨之最详，分别治之可也。瑭因前辈混瘛与痉为一证，故分晰而详论之，以备裁采。

【解读】 至于痫证，也有虚证和实证，既有因留邪在络的客邪所引起的，也有因五志过极脏气受损引起的，叶天士医案中论述的最为详细，可根据不同的证候类型分别施治。我鉴于前辈医家大多将"瘛"和"痉"混为

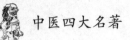

一个病证，所以特作以上分析并加以详细讨论，以供参考。

六气当汗不当汗论

六气六门，止有寒水一门，断不可不发汗者。伤寒脉紧无汗，用麻黄汤正条；风寒挟痰饮，用大小青龙一条。饮者，寒水也，水气无汗，用麻黄甘草、附子麻黄等汤，水者，寒水也，有汗者即与护阳。

【解读】 六淫引起的疾病分为六大门类，其中只有寒水一类病证，必须要用发汗的治法。如伤寒脉紧而无汗的，可用麻黄汤治疗；风寒夹痰饮的用大、小青龙汤治疗，因为痰饮也属寒水之邪；水气病无汗，可用麻黄甘草汤、附子麻黄汤等治疗，因为水气也属寒水之邪。假如水气病有汗，则属卫阳已虚，就要用护阳的方法。

湿门亦有发汗之条，兼寒者也；其不兼寒而汗自出者则多护阳之方。其他风温禁汗、暑门禁汗、亡血禁汗、疮家禁汗、禁汗之条颇多，前已言之矣。

【解读】 在湿病门中也有用发汗的治法，这是由于兼有寒邪的缘故；如湿病不兼寒邪而汗自出的，则多用护阳的方法。其他如风温禁汗，暑病禁汗，亡血禁汗，疮家禁汗等，禁汗的条文很多，在前面已谈过了。

盖伤于寒者，必入太阳，寒邪与寒水一家，同类相从也。其不可不发者何？太阳本寒标热，寒邪内合寒水之气，止有寒水之本，而无标热之阳，不成其为太阳矣。

【解读】 由于感受寒邪，必然先侵犯太阳经，因为寒邪与寒水性质相同，同类相从的缘故。感受寒邪不可不用发汗的道理是什么呢？因为太阳病本寒而标热，寒邪入内与寒水之气相结合，阻郁卫表之阳而发热，如果只有寒水之本，而无标热的阳，就不成其为太阳病了。

水来克火，如一阳陷于二阴之中，故急用辛温发汗，提阳外出。欲提阳者，乌得不用辛温哉！若温暑伤手太阴，火克金也，太阴本燥标湿，若再用辛温，外助温暑之火，内助脏气之燥，两燥相合，而土之气化无从，不成其为太阴矣，津液消亡，不痉何待！

【解读】 此属水来克火，犹如坎卦一阳陷于二阴之中，所以急用辛温发汗的方法，以提既陷之阳外出。若想提既陷之阳外出，怎能不用辛温发汗的方法呢？如果是温热暑邪侵犯手太阴肺经，则属火克金，为手太阴本燥标湿之病证，假如再用辛温发汗的方法，必然外助温属火热之邪，内使肺脏气更燥，两燥相合，使湿土不能正常气化，如此则不成其为太阴病了。津液受损而耗竭，哪能不引起痉病啊。

故初用辛凉以救本脏之燥，而外退温暑之热；继用甘润，内救本脏之湿，外敌温暑之火，而脏象化气，本来面目可不失矣。此温暑之断寒门中，兼风而自汗者，即禁汗，所谓有汗不得用麻黄。

【解读】 所以初起应先用辛凉的药物解除本脏的燥热，外退温暑之邪；然后用甘凉濡润的药物，以内救本脏的阴液，外除温热暑邪。这样，内脏得以正常气化，不致有大的损害。这就是温热暑邪致病绝对不可用辛温发汗的原因。不仅如此，即使是没有发汗作用的辛甘药物，也属禁用之列。就是在伤寒门中，如兼有风邪而自汗的，也禁用发汗的方法，即所谓"有汗不得用麻黄"。

无奈近世以羌活代麻黄，不知羌活之更烈于麻黄也。盖麻黄之发汗，中空而通，色青而疏泄，生于内地，去节方发汗，不去节尚能通能留，其气味亦薄；若羌活乃羌地所生之独活，气味雄烈不可当。

【解读】 无奈近世许多医生用羌活代替麻黄，不知羌活辛湿发汗的作用比麻黄更猛烈。因为麻黄的形态是茎中疏松而通，颜色青而有疏泄的作用，生长在内地，去节后才有发汗的作用，不去节则能通能守，气味比较薄弱。至于羌活，是羌地生长的独活，气味非常猛烈，使人难以忍受。

试以麻黄一两，煮于一室之内，两三人坐于其侧，无所苦也。以羌活一两，煮于一室内，两三人坐于其侧，则其气味之发泄，弱者即不能受矣。温暑门之用羌、防、柴、葛，产后亡血家之用当归、川芎、泽兰、炮姜，同一杀人利剑，有心者共筹之。

【解读】 可以做一个试验：用麻黄30克，在一间房间内煎煮，两三个人坐在旁边，不会有不舒服的感觉；如果用羌活30克，同样在房间内煎煮，由于其散发出强烈的气味，坐在旁边的人如体质较弱，就会感到难以忍受。对于温暑门的疾病来说，用羌活、防风、柴胡、葛根进行治疗，与产后大出血的患者用当归、川芎、泽兰、炮姜治疗一样，均可以导致患者死亡，希望有心人能够充分注意。

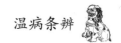

疳疾论

疳者，干也，人所共知。不知干生于湿，湿生于土虚，土虚生于饮食不节，饮食不节，生于儿之父母爱其子，惟恐其儿之饥渴也。盖小儿之脏腑薄弱，能化一合者，与一合有半，即不能化，而脾气郁矣。

【解读】　"疳"是干的意思，大家都知道。但却不知道此"干"来源于"湿"，而湿则是因脾胃虚而引起的。导致脾胃虚的原因是饮食没有节制，而饮食不节事实上是出于小儿的父母过于爱怜子女，怕孩子饥渴而造成的。因为小儿的脏腑功能较薄弱，若能消化一合食物，而给予一合半，那就不容易消化，使脾气受郁。

再小儿初能饮食，见食即爱，不择精粗，不知满足，及脾气已郁而不舒，有拘急之象，儿之父母，犹认为饥渴而强与之。日复一日，脾因郁而水谷之气不化。水谷之气不化而脾愈郁，不为胃行津液，湿斯停矣。土恶湿，湿停而脾胃俱病矣。中焦受气，取汁变化而赤，是谓血，中焦不受水谷之气，无以生血而血干矣。

【解读】　再说小孩子刚学会吃东西的时候，一看见食物都非常喜欢吃，而不管不论食物是精细还是粗糙，而且不知道满足。等到脾气困郁的时候，小儿出现了一些不正常的现象，但是父母还认为是饥渴造成的，就硬塞给孩子饮食，一天一天，因脾运受困而不能运化水谷精微之气，水谷精微之气不化则脾更加困郁，直至不能为胃输津

255

液，水湿因此而停聚在体内。脾土恶湿，水湿停聚则脾胃会发生病变。中焦脾胃能受纳运化饮食水谷之气，经过气化作用变成红色的液体，这就是血液。若中焦不能受纳运化水谷之气，血液便难以生成，从而使血液亏少。

再水谷之精气，内入五脏，为五脏之汁；水谷之悍气，循太阳外出，捍卫外侮之邪而为卫气。中焦受伤，无以散精气，则五脏之汁亦干；无以行悍气，而卫气亦馁，卫气馁故多汗，汗多而营血愈虚，血虚故肢体日瘦，中焦湿聚不化而腹满，腹日满而肢愈瘦，故曰干生于湿也。

【解读】　另外水谷精微之气化生的"精气"，可输布到五脏，有濡养脏腑的作用；水谷精微之气化生的"悍气"沿太阳经脉外出，可抵御外邪的侵袭而成为卫气。如果中焦脾胃受损伤，不能输布水谷精微，脏腑就得不到滋养进而亏损；如果不能化生卫气，则卫气也虚馁，卫气虚馁可以导致多汗，出汗过多会使营血更加亏虚，血虚则肌肉失去濡养而肢体日渐消瘦。因中焦湿邪停聚不化则腹部胀满，腹部日渐胀满而肢体愈瘦，所以说这种病变的"干"，实际上是来源于"湿"。

者诚能识得干生于湿，湿生于土虚，且扶土之不暇，犹敢恣用苦寒，峻伤其胃气，重泄其脾气哉！治法允推东垣、钱氏、陈氏、薛氏、叶氏，诚得仲景之心法者也。

【解读】　医生要是能认识到"干"是来源于"湿"，而"湿"是由于脾胃虚弱，那么采用扶助脾胃的方法还来不及，怎么还敢随意用苦寒的药物，大伤胃气，重泄脾气呢？对痔疾病的治疗，要数李东垣、钱仲阳、陈文中、薛立斋、叶天士等人，真正掌握了张仲景治法的精髓。

疏补中焦，第一妙法；升降胃气，第二妙法；升陷下之脾阳，第三妙法；甘淡养胃，第四妙法；调和营卫，第五妙法；食后击鼓，以鼓动脾阳，第六妙法（即古者以乐侑食之义，鼓荡阳气，使之运用也）；《难经》谓伤其脾胃者，调其饮食，第七妙法；如果生有疳虫，再少用苦寒酸辛，如芦荟、胡黄连、乌梅、使君、川椒之类，此第八妙法；若见疳即与苦寒杀虫便误矣，考洁古、东垣，每用丸药缓运脾阳，缓宣胃气，盖有取乎渣质有形，与汤药异岐，亦第九妙法也。

【解读】　治疗疳病的第 1 妙法是疏理调补中焦；第 2 妙法是升降胃气；第 3 妙法是升提下陷的脾阳；第 4 妙法是甘淡养胃阴；第 5 妙法是调和营卫；第 6 妙法是在进食后击鼓取乐，以振奋脾阳（这就是古人所说的，饮食时以音乐伴奏于旁的意思。这样可以鼓动脾阳，使其发挥运化水谷精微的作用）；第 7 妙法是《难经》所说的"伤其脾胃者，调其饮食"的方法；第 8 妙法是对有虫积者，稍佐苦寒酸辛的药物，如芦荟、胡黄连、乌梅、使君子、花椒等，但是如果一见到疳病，就都用苦寒杀虫的方法则错了。参考张洁古、李东垣的方法，常制成丸剂，以和缓的方式使脾阳得运，胃气得宣，因为丸剂渣质有形，发挥药效较缓，与汤药的快速性能不同，这也可以说是第 9 妙法。

近日都下相传一方，以全蝎三钱，烘干为末，每用精牛肉四两，作肉团数枚，加蝎末少许，蒸熟令儿逐日食之，以全蝎末完为度，治疳疾有殊功。愚思蝎色青，属木，肝经之虫，善窜而疏土，其性阴，兼通阴络，疏脾郁之久病在络者最良，然其性剽悍有毒。

【解读】　近来在京城流传一个治疗方：用全蝎10克，烘干后研为细末，每次用精牛肉120克，剁成肉糜，拌入全蝎末少许，做成肉圆，蒸熟后，每日给小儿食用，直至全蝎末用完为止。本方治疗痫疾有显著疗效。我认为，全蝎颜色青属木，为肝经之虫，功善走窜而疏理脾胃，其性质属阴，故能疏通阴络，用于因脾气困郁而久病入络的痫疾效果最好，但是应注意该药性峻猛有毒。

牛肉甘温，得坤土之精，最善补土，禀牝马之贞，其性健顺，既能补脾之体，又能运脾之用。牛肉得全蝎而愈健，全蝎得牛肉而不悍，一通一补，相需成功，亦可备用。

【解读】　牛肉性味甘温，得坤土之精华，善于补益脾土，并且有雌马矫健柔顺之性，因此既能补养脾脏之本体，又有推动脾阳运化功能。牛肉得全蝎则健运之力更强，全蝎得牛肉可抑制其峻猛之性，两药配合，疏通与补养相得益彰，是可以备用的。

一味金鸡散亦妙（用鸡内金不经水洗者，不拘多少，烘干为末，不拘何食物皆加之，性能杀虫磨积，即鸡之脾，能复脾之本性）。

【解读】　另外有一味鸡金散也很好（用没经水洗过的鸡内金，不拘多少，烘干后研为细末，可加入任何食物中服用，具有杀虫消积的作用。鸡内金可看做是鸡的脾，所以能恢复脾脏的运化功能）。

小儿痫疾，有爱食生米、黄土、锻石、纸、布之类者，皆因小儿无知，初饮食时，不拘何物即食之，脾不能运，久而生虫，愈爱食之矣。

【解读】 小儿疳疾，有表现为爱食生米、黄土、石灰、纸屑、布片等异物的，都是因为小儿无知，在刚开始会饮食的时候，不管什么东西都吃，以致脾不运化，脾气困郁，积久而生虫，生虫以后则更加喜好吃各种异物。

全在提携之者，有以谨之于先；若既病治法，亦惟有暂运脾阳，有虫者兼与杀虫，断勿令再食，以新推陈，换其脏腑之性，复其本来之真方妙。

【解读】 对此，全在于抚养照料小儿的人，必须提前注意，假如已患有这种病证，也只有先健运脾阳，有虫的兼用杀虫药，禁止小儿再食异物，以促进正常的新陈代谢，恢复其脏腑的正常功能为好。

痘证总论

《素问》曰：治病必求其本。盖不知其本，举手便误，后虽有锦绣心思，皆鞭长莫及矣。治痘明家，古来不下数十，可称尽善，不比温病毫无把握，尚俟愚陋之鄙论也。

【解读】 《素问》记载："治病必求其本。"要是不知道疾病的原因，一着手治疗就错，再发生错误之后，再想什么办法也无能为力的。治疗痘证的名医，从古至今不少于几十位，论述也很完整，不像是温病那样没有什么把握，还需要我来做一些浅陋的论述。

但古人治法良多，而议病究未透彻来路，皆由不明六气为病，与温病之源。故论痘发之源者，只及其半，谓痘证为先天胎毒，由肝肾而脾胃而心肺，是矣。

【解读】 然而古人治疗痘证的方法虽然有很多，但还没有全面地认识到本病发生的来龙去脉，这是由于对六气致病及温病发病的原因不明。因此谈论痘证的发病根源时，只涉及一半，认为痘证是先天胎毒引起的，从肝肾开始传变，然后经过脾胃，再到心肺，这才是正确的。

总未议及发于子午卯酉之年，而他年罕发者何故。盖子午者，君火司天；卯酉者，君火在泉；人身之司君火者，少阴也。少阴有两脏，心与肾也。先天之毒，藏于肾脏，肾者，坎也，有二阴以恋一阳，又以太阳寒水为腑，故不发也，必待君火之年，与人身君火之气相搏，激而后发也。

【解读】 但是却始终没有谈及为什么本病多发生在子午卯酉之年，而在其他年份少见的原因。事实上，按照五运六气的规律，子午之年是君火司天，卯酉之年为君火在泉。人体君火是指少阴，而少阴有手少阴心和足少阴肾两脏。先天的胎毒在肾脏潜藏，肾属八卦中的坎势，象征二阴以恋一阳，又与寒水之腑足太阳膀胱为表里，所以肾中伏藏的胎毒之火，受到寒水的控制，平常年份就藏不发，要等到君火当令的年份，司天的君火与人身的君火之气抗争，伏藏的毒邪激发而发生痘证。

故北口外寒水凝结之所，永不发痘。盖人生之胎毒如火药，岁气之君火如火线，非此引之不发。以是知痘证与温病之发同一类也。

【解读】 所以，在北方严寒的地区，就很少发生痘证。因为人身的胎毒如同火药，司天的君火之气就像导火索，火药没有导火索引发是不会爆发的。由此可见，痘证的发生与温病有相似的地方。

试观《六元正纪》所载温厉大行，民病温厉之处，皆君相两火加临之候，未有寒水湿土加临而病温者，亦可知愚之非臆说矣。

【解读】 试看《素问·六元正纪大论》所记载的"温厉大行"、"民病温厉"等，都发生在少明君火和少阳相火当令的年份，没有看到寒水和湿土当令的年份发生温病的，就可以证明我并非是凭空杜撰的。

痘证禁表药论

表药者，为寒水之气郁于人之皮肤经络，与人身寒水之气相结，不能自出而设者也。

【解读】 辛温发汗解表的治疗方药，主要用于风寒之邪郁阻于人体皮肤经络，与人身的足太阳寒水之气相搏结，而人体本身正气不能自行驱邪外出的病变。

痘证由君火温气而发，要表药何用？以寒水应用之药，而用之君火之证，是犹缘木而求鱼也。缘木求鱼，无后灾；以表药治痘疮，后必有大灾。

【解读】 痘证是由于君火司令的温热之气而引发的，属伏毒由里诱发，病不在表，使用解表药有什么用呢？以治疗风寒表的药物，来用于火热的病证，是等于爬到树上去抓鱼。除了达不到目的外，尚无别的后患，而用辛温发汗解表药治疗痘疮，不仅无效而且会造成严重后果。

盖痘以筋骨为根本，以肌肉为战场，以皮肤结痂为成功之地。用表药虚表先坏其立功之地，故八、九朝灰白塌陷，切牙寒战，倒靥、黑靥之证蜂起矣。

【解读】 因为痘疮的发生发展过程，以筋骨为根本，以肌肉为战场；痘痂标志邪毒已尽，病已痊愈。所以在痘证八、九天的时候，"灰白塌陷"，即痘疮颜色灰白，空壳无浆，或者是里面含有清水，疮顶凹陷；或振寒颤栗，牙齿咬紧；或"倒靥"，即灌浆之后不结痂，反成腐烂与皮一起脱去；或"黑靥"，即痘疮成黑色，枯萎凹陷等险恶变症，将会纷纷出现。

古方精妙不可胜数，惟用表药之方，吾不敢信。今人且恣用羌、防、柴、葛、升麻、紫苏矣。更有愚之愚者，用表药以发闷证是也。

【解读】 古代治疗痘证的方剂，不仅数量多，而且也有很多优越之处，但用解表的方药，我是不敢信服的。现在有些医生，竟然随便用羌活、防风、柴胡、葛根、升麻、紫苏等辛温升提发药物，比这更为愚笨的医生，用辛温发表药来透发"闷证"。

痘发内由肝肾，外由血络，闷证有紫白之分：紫闷者，枭毒把持太过，法宜清凉败毒，古用枣变百祥丸，从肝肾之阴内透，用紫雪芳凉，从心包之阳外透；白闷则本身虚寒，气血不支之证，峻用温补气血，托之外出，按理立方，以尽人力，病在里而责之表，不亦愚哉！

【解读】 何况逗疮"闷证"，尚有色紫和色白的区分，痘点色紫的"紫闷"，是因火热之毒太盛，正气无力透邪外达，治疗应该用清凉解毒方药，古代用枣变百祥九，从肝肾的阴分由内透外，用紫雪丹芳香清凉，从心包的阳分外透。至于痘点色白的"白闷"，则属于本身的虚寒，气血不能支持，治疗应该重用温补气血托邪外出。这两种"闷证"，医者均应按病因病理立法处方，以尽人力。根据以上所述，可知痘证是属病发于里，如误作表证而治用辛温发汗解表，岂不是太愚蠢了吗？

痘证初起用药论

痘证初起，用药甚难，难者何？预护之为难也。盖痘之放肥，灌浆，结痂，总从见点之初立根基，非深思远虑者不能也。

【解读】 痘证初起的时候，治疗用药比较困难，难的是什么呢？难就难在对痘证发生发展过程中的病理变化不能够预先防护。因为痘疹的放肥、灌浆、结痂等，都是从痘疮开始见点的时候就奠定了基础。所以医生若不能深思远虑，就不能掌握治疗的主动权。

且其情势未曾显张，大约辛凉解肌，芳香透络，化浊解毒者，十之七、八；本身气血虚寒，用温煦保元者，十之二、三。尤必审定艺之壮弱肥瘦，黑白青黄，所偏者何在？所不足者何在？

【解读】 况且此时痘疮还没有明显的征象，更难预先防护。但一般来讲，用辛凉解肌、芳香透络、化湿解毒方法进行治疗的，10个患者中有七八个；而由于本身气血虚寒，用温煦保元法治疗的，10个中有二三个。尤其必须审察患儿体质的强、弱，形态的肥、瘦，肤色的黑、白、青、黄，弄清体质是偏于阴盛还是偏于阳盛，有否阴阳气血的不足。

审视体质明白，再看已未见点，所出何苗？参之春夏秋冬，天气寒热燥湿，所病何时？而后定方。务于七日前先清其所感之外邪，七日后只有胎毒，便不夹杂矣。

【解读】　明确体质后，还要再看痘疮有没有见点，属于哪种类型，并参考春、夏、秋、冬时令季节的不同，气候寒、热、燥、湿的差异，疾病发生的时间等多种因素，然后才能够立法处方。务必在患病后的 7 天内，先清除所感受的外邪，7 天以后，只剩下胎毒，病情就不复杂了。

治痘明家论

治痘之明家甚多，皆不可偏废者也。若专主于寒、热、温、凉一家之论，希图省事，祸斯亟矣。

【解读】　有很多治疗痘证的高明医生，但都不可有偏颇，如偏于主寒、主热、主温、主凉的一家之论，贪图省事，危害就会发生。

痘科首推钱仲阳、陈文中二家，钱主寒凉，陈主温热，在二家不无偏胜，在后学实不可偏废。盖二家犹水火也，似乎极不同性，宗此则害彼，宗彼则害此。

【解读】　痘科名家中，首推钱仲阳、陈文中两家。钱氏主张用寒凉治疗，陈氏则主张湿热治疗，两家各有所偏，后学者切不可偏信一家。因为两家的主张就像水和火，似乎性质极不相同，按照这家的说法则与那家矛盾，按照那家的说法又与这家矛盾。

然万物莫不成于水火，使天时有暑而无寒，万物焦矣，有寒而无暑，万物冰矣，一阴一阳之谓道，二家之学，似乎相背，其实相需，实为万世治痘立宗旨。宗之若何？

【解读】　然而万物皆是由水火般矛盾的两方面构成，假如天时只有夏暑而无冬寒，万物就会焦枯；如果只有冬寒而无夏暑，万物则又会冰冻。所以说："一阴一阳之谓道。"钱、陈两家的学说，看起来似乎相互背离，实际上是相互补充，共同成为后代万世治疗痘证的宗旨。那么怎样来遵循这个宗旨呢？

大约七日以前，外感用事，痘发由温气之行，用钱之凉者十之八、九，用陈之温者一、二。七日以后，本身气血用事，纯赖脏真之火，炼毒成浆，此火不外鼓，必致内陷，用陈之温者多，而用钱之凉者少也。

【解读】　在发病后的7天前，主要以外感表现为主，因为痘证的发生是温热之邪所致，适合用钱氏寒凉方药的患者占十之八九，而适用陈氏温补方法的只占十之一二。到7天以后，患者自己气血的状况将决定痘证的传变和预后，因为痘疮依赖于五脏的真火炼毒成浆，如果真火不充足，不能鼓邪外出，必然会造成毒邪内陷，适合用陈氏温补法的比较多，而宜用钱氏寒凉法的比较少。

若始终实热者，则始终用钱；始终虚寒者，则始终用陈；痘科无一定之证，故无一定之方也。丹溪立解毒、和中、安表之说，亦最为扼要。

【解读】 要是痘证始终都表现为实热证的，就应始终用钱氏的治法，始终表现为虚寒的，则应始终用陈氏的治法。痘科没有固定不变的证候，因此也没有一成不变的治法。朱丹溪提出的解毒、和中、安表等法，也是十分简要的。

痘本有毒可解，但须解之于七日之前，有毒郁而不放肥，不上浆者，乌得不解毒哉！如天之亢阳不雨，万物不生矣。痘证必须和中，盖脾胃最为吃紧，前所谓以中焦作战场也。安表之论，更为妙谛，表不安，虽至将成犹败也，前所谓以皮肤结痂，为成功之地，而可不安之也哉！

【解读】 痘证本来就是可用解毒的方法治疗，但必须在发病7天之前解毒，对于火毒之邪郁结而使痘疮不放肥，不灌浆的，怎么能不寒凉解毒啊，就像天气久晴没有雨，万物就不会有生机。痘证的治疗还必须注意和中，因为脾胃有十分重要的作用，正如前面说的痘证以脾胃为战场。朱丹溪对安表的论述，更是精妙细微，如果表气不安，往往虽将近成功，也会失败，就像前面所说的痘疮以皮肤结痂为成功之地，怎么能不用安表的方法呢？

安之不暇，而可混发以伤之也哉！至其宗钱而非陈，则其偏也。万氏以脾胃为主，魏氏以保元为主，亦确有见识，虽皆从二家脱化，而稍偏于陈。

【解读】 及时安表还犹恐失去治疗机会，怎么还可以乱用发表而损伤表气呢？至于丹溪推崇钱氏而非难陈氏，这就有失偏颇了。此外，万氏以调理脾胃为主，魏氏强调保养元气，也确有独到见解，他们的学说虽然皆从钱、陈两家脱化而来，但更偏重于陈氏。

费建中《救偏琐言》，盖救世人不明痘之全体大用，偏用陈文中之辛热者也；书名救偏，其意可知，若专主其法，悉以大黄、石膏从事，则救偏而反偏矣。胡氏辄投汗下，下法犹有用处，汗法则不可也。

【解读】 费建中所著的《救偏琐言》，其中的含义是拯救世人不知痘证完整的诊治大法，偏爱用陈文中辛热温补法的弊端。从其书名救偏2字，就可以推测其中的意义了。但如只用他的方法，一概用大黄、石膏进行治疗，则虽为纠偏，却又造成新的偏差。胡氏动不动就投用汗、下的方药，我认为下法尚有可用之处，但发汗法切不可乱用。

翁仲仁《金镜录》一书，诚为痘科宝筏，其妙处全在于看，认证真确，治之自效，初学必须先熟读其书，而后历求诸家，方不误事。

【解读】 翁仲仁的《金镜录》一书，可称得是痘科的珍贵书籍，这本书的精妙之处就在于诊察，对证候辨识真切准确，就会有良好的疗效。初学者必须先熟读这本书，然后再探求其余各家的论述，这样在治疗时才不会误事。

后此翟氏、聂氏，深以气血盈亏，解毒化毒，分晰阐扬钱氏、陈氏底蕴，超出诸家之上，然分别太多，恐读者目眩。愚谓看法必宗翁氏，叶氏有补翁仲仁不及之条；治法兼用钱、陈，以翟氏、聂氏，为钱、陈之注，参考诸家可也。

【解读】 在此以后有翟氏和聂氏2人，着重以调治气血和解毒化毒法治疗痘证，阐述发扬了钱氏和陈氏学术精神，超出其他医家之上，但分析过于细致繁杂，恐怕会使读者头晕眼花。我认为，痘证的诊断必须推崇翁氏的方法，而叶天士有补充翁氏没有论及的地方。痘证的治疗应该兼用钱、陈两氏的方法，以翟、聂两氏的论述，作为钱、陈两氏方法的注释，再参考其余各家的相关论述。

近日都下盛行《正宗》一书，大抵用费氏、胡氏之法而推展之，恣用大汗大下，名归宗汤，石膏、大黄始终重用，此在枭毒太过者则可，岂可以概治天下之小儿哉！

【解读】　近来京都盛行《正宗》一书，大体是用费氏和胡氏的方法加以推广，肆意乱用大汗、大下的方法，其主要方剂名为"归宗汤"，始终重用石膏、大黄，此方用于毒邪很盛的患者尚可，怎么能一概用以治疗所有小儿呢？

南方江西江南等省，全恃种痘，一遇自出之痘，全无治法；医者无论何痘，概禁寒凉，以致有毒火者，轻者重，重者死，此皆偏之为害也。

【解读】　南方的江西、江南等省，一贯依赖种痘来预防痘证，一旦遇到高发的痘证患者，就全然没有治疗的方法了。医生对无论什么类型的痘证，一概禁用寒凉，以致火毒内伏的病例，轻者转重，重者致死，这些都是偏用辛热药造成的危害。

相传痘疮稀少，不过数十粒，或百余粒，根颗圆绽者，以为状元痘，可不服药。

【解读】　相传民间有一种说法，如果痘疮稀少，仅出现几十颗，或百余颗，痘形圆而饱满的，称"状元痘"，可以不用药物治疗。

遇则以为三、四日间，亦须用辛凉解毒药一帖，无庸多服；七、八日间，亦宜用甘温托浆药一帖，多不过二帖，务令浆行满足。

【解读】　我认为，这类患者，在发病后的三四天之内，也必须服辛凉解毒的药物一帖，但不必多吃；发病到七八天的时候，也可以用甘温托浆的药物一帖，最多不超过两帖，务必使胞浆饱满。

所以然者何？愚尝见稀少之痘，竟有浆行不足，结痂后患目，毒流心肝二经，或数月，或半年后，烦躁而死，不可救药者。

【解读】　为什么这样呢？因为我就看见过出稀少痘证的患者，竟然因提浆不充足，以至于结痂后发生眼部疾病，毒邪内陷心肝二经，在数月或半年后，发烦躁而死，难以救治。

痘证限期论

痘证限期，近日时医，以为十二日结痂之后，便云收功；古传百日内，皆痘科事也。

【解读】　痘证的整个病程期限，近来的医生，多以为十二日结痂之后，发痘就已经收功痊愈，可以没有什么变化了。但根据古代流传的经验，认为凡在痘疮后百日内所发生的任何病变，大多与痘疮有关。

愚有表侄女，于三、四月间出痘，浆行不足，百日内患目，目珠高出眼外，延至次年二月方死，死时面现五色，忽而青而赤而黄而白而黑，盖毒瓦斯遍历五脏，三昼夜而后气绝。至今思之，犹觉惨甚，医者可不慎哉！

【解读】　我有一表侄女，在春天三、四月期间出痘，由于提浆未足，生病后的百日以内患了眼病，眼珠肿胀溃烂，并且突出于眼眶之外，一直到第二年二月才死去。临死之前，面色变化很大，忽而青，忽而红，忽而黄，忽而白，忽而黑，这是邪毒传遍四脏，脏真之色外露于面所致。经三个夜晚过后，呼吸停止了。现在每当想起这件事情，仍然觉得十分凄惨。仅从这个病例来讲，做医生怎么能这样做事不谨慎呢？

十二日者，结痂之限也，况结痂之限，亦无定期。儿生三岁以后者，方以十二日为准，若初周以后，只九日限耳，未周一岁之孩，不过七日限。

【解读】　至于说以十二天为期，是指一般痘疮结痂的正常期限，但实际上都没有一定的。要是出生后三岁的，才能以十二天为标准；要是只有一周岁或者是稍微多一点的，只能以九天为期限；要是还没有满一周岁的婴儿，又不超过七天为期。所以关于痘疮十二天结痂的期限问题，不能看作绝对，还会随着年龄的大小而有所上下出入。

行浆务令满足论

近时人心不古，竞尚粉饰，草草了事。痘顶初浑，便云浆足，病家不知，惟医是听。浆不足者，发痘毒犹可医治；若发于关节隐处，亦致丧命，或成废人；患目烦躁者，百无一生，即不死而双目失明矣。

【解读】 最近有些人心地缺乏古人的淳朴，竞相吹嘘自己，治疗患者时草率行事。痘疮顶部刚刚有些混浊，就说浆已提足，而患者缺乏了解，只能听从医生的话。提浆不足，如果痘毒外发，还有医治的办法；如果邪毒深重，如发于关节或隐蔽的部位，也可导致死亡，或者造成残废。如痘证后发生眼病而烦躁的，则百例患者中无一幸免能生，即使侥幸不死，也会造成双目失明。

愚经历不少，浆色大约以黄豆色为准，痘多者腿脚稍清犹可。愚一生所治之痘，痘后毫无遗患，无他谬巧，行浆足也。

【解读】 我自己亲身经历的这类病例已不在少数，所以我认为，从痘疮浆液的颜色来看，应该以浆液呈黄豆色为行浆已足的标志，要是全身出痘较多，浆色大部分都符合标准，即使腿脚部位的痘疮浆色稍微有些清稀也为顺证。我毕生所治疗的痘证患者，痘后均没有后遗症发生，这没有什么特别的技巧，只是提浆充足而已。

近时之弊，大约有三：一由于七日前过用寒凉，七日后又不知补托，畏温药如虎，甚至一以大黄从事，此用药之不精也；二由于不识浆色，此目力之不精也；三由于存心粉饰，心地之不慈也。

【解读】 最近有的医生治疗痘证的弊端主要有3个方面：一是由于在出痘7天之内，过用寒凉的药物，7天后又不知道及时补托，畏惧温热补溢药物如畏惧猛虎一样，甚至一概用大黄，这是用药上的不精当；二是不能辨别浆色的顺逆，这是诊断上的不精确；三是有些医生存心欺骗患者，是医生的心地不正。

余存心不敢粉饰，不忍粉饰，口过直而心过慈，以致与世不合，目击儿之颠连疾苦而莫能救，不亦大可哀哉！今作此论，力矫时弊，实从数十年经历中得来。见痘后之证，百难于痘前。

【解读】 我从心底里不敢欺骗患者，也不忍心去这样做，但因讲话过于直接，心地过于善良，让我与当今世道显得有些格格不入。我亲眼目睹小儿遭受疾病的折磨而无法挽救，心里感到十分悲哀。所以写下这篇文字，希望能尽自己的最大努力来纠正时弊，这是我行医几十年的经历中产生的想法。出痘后的病证，治疗比见痘前要困难百倍。

盖痘前有浆可上，痘后无浆可行；痘前自内而外出，外出者顺，痘后自外而内陷，内陷者逆也。毒陷于络，犹可以法救之；毒陷于脏而脏真伤，考古竟无良法可救。

【解读】 因为出痘前可通过提浆来驱除邪毒，出痘后则无浆可提，邪毒无法外解；出痘前邪毒自内向外，外出为顺，出痘后邪毒内外内陷，内陷为逆。假如邪毒陷于肌表经络，还可以救治；如邪毒陷于五脏而脏真之气受损，从文献上看自古就没有好的救治法。

由逆痘而死者，医可以对儿；由治法不精，而遗毒死者，其何以对小儿哉？阅是论者，其思慎之于始乎！

【解读】 小儿患痘证后如因逆证而死，医生还可以问心无愧；如果是医生治疗不恰当，导致小儿因邪毒遗患而死，又怎么能面对患儿呢？阅读过本文的医生，在开始治疗的时候就应该慎重对待！

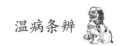

疹　论

若明六气为病，疹不难治。但疹之限期最迫，只有三日。一以辛凉为主，如俗所用防风、广皮、升麻、柴胡之类，皆在所禁。

【解读】　医生如果明确了六淫为病的病理特点，那么对疹病的治疗也就不觉得难了。但是疹病的出疹期限很短，只有3天。治疗一般以辛凉药物为主，世俗所用的防风、陈皮、升麻、柴胡之类辛温药物，都应禁止使用。

俗见疹必表，外道也。大约先用辛凉清解，后用甘凉收功。赤疹误用麻黄、三春柳等辛温伤肺，以致喘咳欲厥者，初用辛凉加苦梗、旋复花，上提下降；甚则用白虎加旋复、杏仁；继用甘凉加旋复草以救之；咳大减者去之。

【解读】　世俗的医生一见到发疹就必用辛温发表，这是不合乎真理的。一般说来，在初期应该先用辛凉清解，后期当用性味甘凉的药物。如果见了红疹而误用麻黄、三春柳等辛温药，肺气受损而出现气喘、咳嗽，甚至欲昏厥的，初期须用辛凉清解的方药加苦桔梗、旋覆花宣降肺气；里热盛的则用白虎汤加旋覆花、苦杏仁；然后可用甘凉之品加旋覆花生津养液；如咳嗽明显减轻就去掉旋覆花。

凡小儿连咳数十声不能回转，半日方回如鸡声者，千金苇茎汤合葶苈大枣泻肺汤主之；近世用大黄者，杀之也。盖葶苈走肺经气分，虽兼走大肠，然从上下降，而又

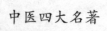

有大枣以载之缓之，使不急于趋下；大黄则纯走肠胃血分，下有形之滞，并不走肺，徒伤其无过之地故也。若固执病在脏泻其腑之法，则误矣。

【解读】 凡是小儿连续咳嗽数十下气息不能回复，过一会在气息回复时喉中有鸡鸣声的，可以用千金苇茎汤合葶苈大枣泻肺汤治疗。近世有些医生用大黄治疗，是害了患者。因为葶苈主要入肺经气分，虽然也兼走大肠，然而是先入肺经而后到大肠的，并且又配合大枣缓和药性，使其不至于急趋直下。大黄则纯粹直入肠胃血分，攻下有形的积滞，并不入肺经，白白损伤了体内无病之处。如果不加辨证地顽固坚持"病在脏，泻其腑"的治法，那就是极其错误的。

泻白散不可妄用论

钱氏制泻白散，方用桑白皮、地骨皮、甘草、粳米，治肺火皮肤蒸热，日晡尤甚，喘咳气急，面肿热郁肺逆等证。历来注此方者，只言其功，不知其弊，如李时珍以为泻肺诸方之准绳，虽明如王晋三、叶天士，犹率意用之。

【解读】 钱乙制订的泻白散，方中用桑白皮、地骨皮、甘草、粳米等药，治疗肺经火热所致的皮肤蒸热，下午3—5时热势比较重，咳嗽气喘，呼吸气急，脸面水肿等热郁于肺，肺气上逆的病证。历来注释此方的医者，往往只讲出其功效，但却不知道其中的弊端。就像李时珍就把这个药方作为泻肺热各种方剂的标准，甚至连明智的王晋三和叶天士，也随便使用该处方。

愚按此方治热病后与小儿痘后，外感已尽真气不得归元，咳嗽上气，身虚热者，甚良；若兼一毫外感，即不可用。如风寒、风温正盛之时，而用桑皮、地骨，或于别方中加桑皮，或加地骨，如油入面，锢结而不可解矣。

【解读】 我认为此方治行热病后期以及小儿痘证后期，外感之邪已除尽，因真气不得归元而致咳嗽气逆，身有虚热的，效果确实很好。但只要兼有一点未解的外邪，就不能使用。如果在风寒或风热病邪正盛的时候，用桑白皮、地骨皮治疗，或者在其他方剂中加用桑白皮、地骨皮，会使外邪锢结于内，如同把食油倒入面粉中一般，油是永远都取不出来了。

考《金匮》金疮门中王不留行散，取用桑东南根白皮以引生气，烧灰存性以止血，仲景方后自注云：小疮即粉之，大疮但服之，产后亦可服，如风寒，桑根勿取之。

【解读】 参考《金匮要略》金疮门中王不留行散，张仲景用桑东南根白皮引生气，浇灰存性以止血，张氏石方后注中说：创伤较小的，可用药粉外敷；创伤较大的，可用本散内服；产后出血的，也可以服用此处方；如外感风寒之邪，桑白皮就不能使用。

沈目南注云：风寒表邪在经络，桑根下降，故勿取之。愚按：桑白皮虽色白入肺，然桑得箕星之精，箕好风，风气通于肝，实肝经之本药也。

【解读】 沈目南注解说：风寒表邪侵袭肌表经络，而桑白皮性能偏下行，所以不能选取。我觉得：虽说桑白皮颜色白而入肺经，然而桑树禀受箕星的精英之气，箕星好风，风气通于肝，其实是肝经之药。

且桑叶横纹最多而主络，故蚕食桑叶而成<u>丝</u>，<u>丝</u>，络象也，桑皮纯<u>丝</u>结成象筋，亦主络；肝主筋，主血，络亦主血，象筋与络者，必走肝，同类相从也。

【解读】 并且桑叶上横纹较多而主脉络，所以蚕食桑叶而能吐丝。丝具有络的征兆。桑白皮纯系纫丝聚集而成，如人体经络一样。肝主筋脉，也主血，络也主血，所以象征筋脉和经络的，也必定会入肝经，这就是同类相从的道理。

肝经下络阴器，如树根之蟠结于土中；桑根最为坚结，诗称："彻彼桑土"，《易》言："系于苞桑"是也。再按：肾脉之直者，从肾上贯肝膈，入肺中，循喉咙，挟舌本；其支者，从肺出络心。注胸中。

【解读】 肝经向下环绕阴器，犹如树根盘结于泥土中。桑树的根非常坚硬而盘结，《诗经》所说的"彻彼桑土"，《易经》说的"系于苞桑"，都说明了桑树根的坚硬与盘结的特征。再说，人体肾经之脉直行的一支，从肾上行贯通肝膈，入于肺中，循行于喉咙，夹于舌的根部；其旁行的分支，从肺部支出，络于心，注入胸中。

肺与肾为子母，金下生水。桑根之性，下达而坚结，由肺下走肝肾者也。内伤不妨用之，外感则引邪入肝肾之阴，而咳嗽永不愈矣。

【解读】 肺与肾是母子之脏，在上的肺金能下生肾水。桑根的性质下达而坚结，能从肺下走肝肾，所以内伤病用桑根并无碍，外感病用桑根则会引邪内陷于肝肾之阴，导致咳嗽难以治愈。

吾从妹八、九岁时，春日患伤风咳嗽，医用杏苏散加桑白皮，至今将五十岁，咳嗽永无愈期，年重一年，试思如不可治之嗽，当早死矣，如可治之嗽，何以至四十年不愈哉？亦可以知其故矣。

【解读】 我堂妹八九岁的时候，春季时生了伤风咳嗽，医生用杏苏散加桑白皮治疗，现在已年近50，咳嗽从来都没有好过，而且一年比一年严重。试想，如果她的咳嗽属于不治之症，应该早就死了；如果是可治愈的咳嗽，为什么迁延40年还不曾痊愈呢？从这里就可以看出其中的原因。

遇见小儿久嗽不愈者，多因桑皮、地骨，凡服过桑皮、地骨而嗽不愈者，即不可治，伏陷之邪，无法使之上出也，至于地骨皮之不可用者，余因仲景先师风寒禁桑皮而悟入者也。盖凡树木之根，皆生地中，而独枸杞之根，名地骨者何？

【解读】 我临床遇到小儿长时间患咳嗽而没有痊愈，大多是因为用了桑白皮、地骨皮。凡是服桑白皮、地骨皮后咳嗽难止的，治疗起来就会很困难。因为内陷的病邪没有办法再使其由上而出了。至于外感咳嗽不能用地骨皮的缘由，我是从仲景先师关于外感风寒不可用桑白皮的治禁里领悟出来的。凡是树木的根，都生长于泥土之中，为什么只有枸杞的根要称"地骨"呢？

盖枸杞之根，深入黄泉，无所终极，古又名之曰仙人杖，盖言凡人莫得而知其所终也。木本之入下最深者，未有如地骨者，故独异众根，而独得地骨之名。凡药有独异之形，独异之性，得独异之名者，必有独异之功能，亦必

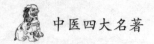

有独异之偏胜也。

【解读】　这是由于枸杞的根在泥土里非常深，基本上没有极限，所以古人又称"仙人杖"，意思是说普通人难以知道枸杞的根到底有多深。树木的根在地下再深也没有枸杞的根深，由于枸杞根与众不同，所以只有其以"地骨"命名。凡是有独特的形状、独特的品性、独特的名称的药物，必然有独特的功能，也必然有独特的偏胜之处。

地骨入下最深，禀少阴水阴之气，主骨蒸之劳热，力能至骨，有风寒外感者，而可用之哉！或曰：桑皮，地骨，良药也，子何畏之若是？余曰：人参、甘草，非良药耶？实证用人参，中满用甘草，外感用桑皮、地骨，同一弊也。

【解读】　地骨入土最深，禀受了少阴的水阴之气，主治骨蒸劳热，药力能深入到骨，有风寒外邪的人，难道可以用吗？或许有的人说：桑白皮、地骨皮都是好药，你为什么这么害怕它们呢？我的回答是：人参、甘草不也是好药吗？实证的患者用人参，腹中胀满的患者用甘草，外感未解的患者用桑白皮、地骨皮的，其弊端是相同的。

万物各有偏胜论

无不偏之药，则无统治之方。如方书内所云：某方统治四时不正之气，甚至有兼治内伤产妇者。皆不通之论也。近日方书盛行者，莫过汪讱庵《医方集解》一书，其中此类甚多，以其书文理颇通，世多读之而不知其非也。

【解读】 没有性能不偏胜的药物，因而也没有能通治所有疾病的药方。如果方书中说：某方剂能够通治四时不正之气，甚至还可以兼治内伤和产妇的病，这都是不合情理的说辞。近来最流行的方书，没有超过汪讱庵的《医方集解》，但是书中这类不合情理的内容也很多，因为该书文理通顺，世人都喜欢看但是不知道其中有许多错误。

天下有一方而可以统治四时者乎？宜春者即不宜夏，宜春夏者更不宜秋冬。余一生体认物情，只有五谷作饭。可以统治四时饿病，其他未之闻也。

【解读】 天下难道有药方可以通治四时疾病吗？如适宜春季疾病的药方，不宜于夏季的疾病，适宜春、夏季疾病的药方，更不宜于狄、冬季的疾病。我一生体察事物情理，认为只有五谷所作的食物，能够通治四时的饿病，除此之外，还没有听说能通治四时疾病的药方。

在五谷中尚有偏胜，最中和者莫过饮食，且有冬日饮汤，夏日饮水之别。况于药乎！得天地五运六气之全者，莫如人，人之本源虽一，而人之气质，其偏胜为何如者？

【解读】 而五谷之中性能也各有偏胜，最具中和之性的要算饮食了，而且还有冬天喝热汤，夏季饮凉水的区别，更何况药物呢？在自然界中得天地五运六气最全的要属人了，人的本源虽然相同，但是人的气质则有各自不同

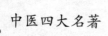

的偏胜。

人之中最中和者，莫如圣人，而圣人之中，且有偏于任，偏于清，偏于和之异。千古以来不偏者，数人而已。常人则各有其偏，如《灵枢》所载阴阳五等可知也。

【解读】 人之中最具中和之性的莫过于圣人，然而圣人之中也存在偏于任、偏于清、偏于和的区别。千百年来真正不偏的不过只有几个人而已。平常的人都各有所偏，这从《灵枢》所载的阴阳五行中，就可以推测。

降人一等，禽与兽也；降禽兽一等，木也；降木一等，草也；降草一等，金与石也；用药治病者，用偏以矫其偏。以药之偏胜太过，故有宜用，有宜避者，合病情者用之，不合者避之而已。

【解读】 比人低一等的动物，有飞禽和走兽；比飞禽走兽低一等的，有树木；比树木低一等的，有草类；比草类低一等的，有金属和岩石。使用药物来治疗疾病，目的就是以偏纠偏。因为药物的性能偏胜较厉害，所以有的宜用，有的忌用。适合病情的就用，不适合病情的就避而不用。

无好尚，无畏忌，惟病是从。医者性情中正和平，然后可以用药，自不犯偏于寒热温凉一家之固执，而亦无笼统治病之弊矣。

【解读】 医生用药不应该有什么偏好，也不要畏惧顾忌，应该以疾病作为选择药物的唯一依据。医生只有心地中正和平，然后才能够选方用药，自然就不会拘泥于寒热温凉的一家之言，也不会出现以一个药方通治所有疾病的弊端了。

草木各得一太极论

古来着本草者，皆逐论其气味性情，未尝总论夫形体之大纲，生长化收藏之运用，兹特补之。盖芦主生，干与枝叶主长，花主化，子主收，根主藏，木也；草则收藏皆在子。

【解读】 自古以来编撰本草书籍的人，都是逐一论述药物的气味性能，都没有从总体上论述药物形态的共性，以及与生、长、化、收、藏之间的关系，所以特此作一补充。对木类而言，芦主发生，干与枝叶主长，花主化，果实主收，根主藏。草类则收和藏都由果实所主。

凡干皆升，芦胜于干；凡叶皆散，花胜于叶；凡枝皆走络，须胜于枝；凡根皆降，子胜于根；由芦之升而长而化而收，子则复降而升而化而收矣。此草木各得一太极之理也。

【解读】 一般来说，凡是干都有上升的性能，而芦的作用大于干；凡是叶都有散的性能，而花的作用大于叶；凡是枝都有定行经络的性能，而须的作用大于枝；凡是根都有下降的性能，而果实的作用大于根。由芦开始为升，而后为长，为化、为收。到了果实则又复下降，而后又为升，为化、为收。如此升降往复说明草木都具有太坂阴阳升降的基本规律。

愚之学，实不足以着书，是编之作，补苴罅漏而已。末附二卷，解儿难、解产难，简之又简，只摘其吃紧大端，与近时流弊，约略言之耳。览者谅之。

【解读】　我的学问实在是不足以著书立说。编写这本书的目的，只是补充前人的一些疏漏之处。书末所附的"解儿难"、"解产难"两卷，内容上经过一再简略，只选择了至关紧要的一些内容，以及针对近的流弊，作了一些粗略的讨论，请读者谅解。